U0353599

“十三五”国家重点出版物出版规划项目

 转型时代的中国财经战略论丛 ◢

实现我国基本医疗卫生服务均等化的财政政策研究

孟庆平 著

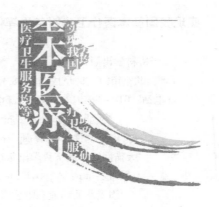

中国财经出版传媒集团

经济科学出版社
Economic Science Press

图书在版编目（CIP）数据

实现我国基本医疗卫生服务均等化的财政政策研究/
孟庆平著 . —北京：经济科学出版社，2017. 12
（转型时代的中国财经战略论丛）
ISBN 978 - 7 - 5141 - 8806 - 6

Ⅰ . ①实… Ⅱ . ①孟… Ⅲ . ①医疗保健事业 - 卫生
服务 - 财政政策 - 研究 - 中国 Ⅳ . ①R199. 2 - 012

中国版本图书馆 CIP 数据核字（2017）第 313974 号

责任编辑：于海汛 胡蔚婷
责任校对：靳玉环
责任印制：潘泽新

实现我国基本医疗卫生服务均等化的财政政策研究
孟庆平 著
经济科学出版社出版、发行 新华书店经销
社址：北京市海淀区阜成路甲 28 号 邮编：100142
总编部电话：010 - 88191217 发行部电话：010 - 88191522
网址：www. esp. com. cn
电子邮件：esp@ esp. com. cn
天猫网店：经济科学出版社旗舰店
网址：http://jjkxcbs. tmall. com
固安华明印业有限公司印装
710×1000 16 开 13 印张 200000 字
2017 年 12 月第 1 版 2017 年 12 月第 1 次印刷
ISBN 978 - 7 - 5141 - 8806 - 6 定价：32. 00 元
（图书出现印装问题，本社负责调换。电话：010 - 88191510）
（版权所有 侵权必究 举报电话：010 - 88191586
电子邮箱：dbts@ esp. com. cn）

总　序

　　《转型时代的中国财经战略论丛》（以下简称《论丛》）是山东财经大学"特色名校工程"建设的特色项目和重要成果，也是经济科学出版社与山东财经大学合作推出的系列学术专著出版计划的一部分，更是山东财经大学近年来致力于学术兴校战略一批青年学者在经济和管理研究方面的部分成果汇报。

　　山东财经大学是一所办学历史悠久、财经特色鲜明、综合实力突出，在国内外有一定影响的普通高等财经院校。学校于 2011 年由原山东经济学院和原山东财政学院合并组建而成。2012 年成功实现财政部、教育部、山东省人民政府三方共建。2013 年获得博士学位授予权，并入选山东省"省部共建人才培养特色名校立项建设单位"。山东财经大学还是中俄经济类大学联盟创始高校之一、中国财政发展 2011 协同创新中心和中国会计改革与发展 2011 协同创新理事单位。学校的发展为教师从事科学研究创造了良好环境和宽广平台。近年来，学校以建设全国一流财经特色名校为目标，深入实施"特色名校工程"，大力推进改革创新，学校发展平台拓宽，办学层次提高，综合实力增强，社会声誉提升，学校进入了内涵发展的新阶段。为推进"特色名校工程"建设，学校修订了科研成果认定和奖励制度，完善了科研评价与激励机制，同时实行"优秀青年人才特殊支持计划"和"青年教师境外研修计划"等，为青年教师脱颖而出和学术成长提供了政策保障。

　　随着经济全球化、区域一体化、文化多样化深入发展，新一轮科技革命和产业变革蓄势待发，我国经济发展进入新常态，但发展方式粗放、创新能力不强、资源环境约束加大等不平衡、不协调、不可持续问题依然突出，迫切需要更多依靠创新驱动谋求转型发展的出路。为了应对当今世界的深刻变革，我国启动了"双一流"建设，对财经学科发展提出了严峻挑战，同时又面临难得的机遇。作为以经管学科为主的财经类大学，如何坚持科研服务社会、服务人才培养的方向，主动适应实施创新驱动战略的要求，自觉对接国家和区域重大战略需求，充分发挥在经济和管理研究领域的优势，为国家和区域经济社会发展提供更大智力支持、培养更多高质量人才，一直是财经类大学更好履行使命的重要职责。《论丛》的出版，从某种程度上应和了这种趋势和需求，同时，展现了山东财经大学"特色名校工程"的建设成效和进展，对激励学者潜心研究、促进学术繁荣发展、加强对外学术交流和扩大学校社会影响具有重要推动作用。

作为山东财经大学从事财经教育和人文社科研究的青年学者，都要积极应对和研究时代赋予的重大命题，以求是创新的精神风貌，遵循科研规律，坚持教研相长，长于独立思考，善于团结协作，耐得住寂寞，放得下功利，才能不断推进学术创新，勇攀科学高峰，孕育无愧于时代的精品力作，努力成为社会科学创新的新生力量。

《论丛》的出版凝结了山东财经大学青年学者的心血和汗水，尽管可能存在一些不足，但是正如哲人所言"良好的开端就成功了一半"。相信只要青年学者们持之以恒，不辍耕耘，必能结出更加丰硕的成果。伴随着中国经济发展、改革和转型步伐的加快，我们期待着有更多更好的学术成果问世！真诚欢迎专家、同行和广大读者批评指正。

山东财经大学校长

2016 年 5 月 17 日

前　言

　　经济学存在的前提假设是资源的稀缺性。由于资源稀缺性的存在我们才需要借助经济学的方法和手段研究资源合理配置的工具和模式。而医疗卫生服务资源与其他资源相比稀缺性特征更加明显。从医疗卫生服务需求的角度讲，这种需求是必需的，每个人都会经历疾病，疾病发生时若没有医疗卫生服务就无法继续工作甚至生存；但从另一个方面讲，对医疗卫生服务的需求弹性是很大的，如果没有资源约束，人们对医疗卫生服务的需求量可以很大，因为每个人总希望自己的身体能够得到更多的检查，为了保证更好的身体状况，他们可能会很频繁地使用高科技的医疗设备、更多有保健作用的药物等，而且随着收入的提高人们对医疗卫生服务的需求会不断增加。需求的增加与医疗卫生资源的稀缺使得探讨医疗资源的合理配置、实现基本医疗卫生服务均等化成为重要的研究课题。

　　改革开放以来，我国医疗卫生事业取得了明显进展，医疗卫生服务提供能力显著增强。但伴随着医疗卫生服务提供能力的增强，不同地区之间、城乡之间以及不同个人之间享受医疗卫生服务的水平却存在着越来越大的差别。党的十八届三中全会提出我国经济进入新常态模式，其基本含义就在于从外延型、范围型经济增长转向内涵型、质量型经济增长。具体可以体现为增速适度、结构优化、效益提高、民生改善四个方面。"着力保障和改善民生"、"注重实现基本公共服务均等化"已成为统筹城乡发展、促进区域协调发展的重要手段。努力推进基本公共服务均等化，将是下一阶段改善民生、构建和谐社会的重要内容，而基本医疗卫生服务是基本公共服务的重要组成部分。由于区域间、各社会阶层间的收入和包括医疗卫生在内的基本公共服务都存在一定的差距，社会成员之间依靠自己的力量享受到的公共卫生和基本医疗卫生服务肯定存在差距，要缩小这种差距，实现居民间基本医疗卫生服务大致均等化，政府干预特别是从财政政策上予以配套支持是必不可少的。

在基本医疗卫生服务均等化的研究领域，实现医疗卫生资源的均等化毫无争议地被认为是基本医疗服务均等化的重要内容之一，而且常被作为考察基本医疗卫生服务均等化的主要对象。医疗卫生资源是指用于医疗服务的各类医疗资源的总和，一般包括资金、技术、人才、设备及其他相关条件，其中，"医疗卫生机构数"、"卫生机构床位数"、"卫生人员数"等最为常用。另外，均等化的本质是通过某一个层面的结果平等来达到机会的均等，公民不因性别、年龄、民族、地域、户籍而受到不同的待遇。鉴于此，本书以实现基本医疗卫生服务均等化为目标，侧重于分析有限的医疗资源分配机制的公平合理性，探索社会各阶层人群因收入、居住地、教育程度和职业等差别所享有的基本医疗卫生服务的差异性表现，并探寻其原因，最终给出政府通过财政政策设计实现该目标的路径。

本书在对医疗卫生服务均等化的概念、衡量均等的指标等基础问题做出理论界定以后，对我国当前医疗卫生服务不均等的现状做了数据收集和统计分析，选用人均医疗保健支出、千人拥有医疗设施和技术人员数等为基本指标，对我国不同地区在这些指标上存在的差异做了平均水平分析、偏离度分析和泰勒指数分析。并以山东省为例，通过问卷调查和数据分析进行典型个案研究，以点看面，支撑全国范围的研究结果。在对现状进行实证研究论证的基础上，找出当前基本医疗卫生服务存在差异和不公平的原因。并在借鉴其他国家实现基本医疗卫生服务均等化所采取的政策措施经验的基础上，归纳总结出我国政府在实现基本医疗卫生服务均等化方面需做出的政策改进，包括政府与市场职能的合理界定、财政支出政策、医疗体系制度的进一步改进和完善、社会医疗保障制度的创新等。

目　录

第1章 总 论

1.1 问题的提出

改革开放以来，我国医疗卫生事业取得了明显进展，医疗卫生服务提供能力显著增强。但伴随着医疗卫生服务提供能力的增强，不同地区之间、城乡之间以及不同个人之间享受医疗卫生服务的水平却存在着越来越大的差别。党的十八届三中全会提出我国经济进入新常态模式，其基本含义就在于从外延型、范围型经济增长转向内涵型、质量型经济增长（李扬，2014[①]）。具体可以体现为增速适度、结构优化、效益提高、民生改善四个方面（郑新立，2014[②]）。而民生改善一个重要的方面就是医疗卫生服务水平的提高和均等化程度的改善。

据统计，我国占总人口 70% 的农村人口，仅占不到 20% 的卫生资源。农村卫生总费用中政府卫生投入和社会卫生投入比重偏低，而农民个人直接支付费用占比较高。[③] 目前农村实施的新型合作医疗制度，其主要原理和保险一样，是通过群体合作降低个人患病的经济风险，但必须有很多具有不同风险的人参与才能发挥作用，否则就要提高交纳的保险费。对全国卫生服务调查的结果以及一些学者的实际调研表明，农民对新农合的参与率并不高，而且开展的也主要是大病保险，并没有很好地解决农民的基本医疗保障问题。如果保险费主要由农民自己支付，受农民收入的限制，现在提高保险费只能使更多人不愿意

---

①② 2014 中国财经战略年会（北京）发言稿。

③ 樊代明：《加减乘除话医改系列：医疗资源配置城乡差别巨大》，载于《医学争鸣》2016 年第 3 期。

参加；如果采取强制参加的方式，可能只会成为农民的另一种负担。因此，农民基本医疗保障筹资的欠缺也阻碍了农民更好地获得医疗卫生服务。

医疗服务公平和人民的健康是各国卫生系统向其国家居民提供医疗服务所应实现的两个重要目标。健康是人人所具有的一项权利，是人人可以享有的，不应该因为各国医疗系统的不同所导致的医疗服务筹资和供给的不同而受到影响（陈迪与谭丽焱，2016）。2000 年，世界卫生组织对 191 个成员的卫生系统分三个方面进行了绩效评估。在卫生负担公平性方面，中国排在倒数第 4 位，其中主要原因之一就是居民医疗保障服务水平差距依然显著，与巴西、缅甸和塞拉利昂等国一起排在最后，被列为卫生系统"财务负担"最不公平的国家之一。零点调查与指标数据于 2010 年初发布的一项关于中国城乡居民医疗保障享有情况的调查结果显示：在人口众多而相对贫困的广大农村地区，高达 79.4% 的居民没有任何医疗保险，这部分群体一旦生病，所有的医疗费用均需农民自己承担。农民没有享受最基本的国家医疗卫生福利，是不少农民因病致贫、因病返贫的主要原因。另据卫生部统计信息中心发布的《2011年中国卫生事业发展情况统计公报》中的数据显示，2010 年，全国卫生总费用达 29980.4 亿元，城市卫生费用占卫生总费用的 77.6%，农村占 22.4%。同一年，全国 13.14 亿人口中，44% 是城镇居民，56% 是农村居民。城市人均卫生费用 1145 元，农村人均卫生费用 442 元，城市是农村的 2.6 倍。2013 年，世界卫生组织发布的《世界卫生报告》指出，医疗卫生服务的改革目标将特别放在改善国家之间和国家内部的卫生服务覆盖面方面。

本书以实现基本医疗卫生服务均等化为目标，侧重于分析有限的医疗资源分配机制的公平合理性，探索社会各阶层人群因收入、居住地、教育程度和职业等差别所享有的基本医疗卫生服务的差异性表现及原因，从而给出政府通过财政政策设计实现该目标的手段，具有重要的理论意义。

鉴于我国基本医疗卫生服务在不同地区、人群及城乡之间存在的不均等现状，探寻其中原因，对通过医疗卫生服务体系、医疗保健体系及政府财政支出结构等各项制度的重新构建缓解不均等的现状有着重要的现实意义。

1.2 国内外相关研究的文献综述

1.2.1 国外相关研究的文献综述

医疗卫生服务均等化是指社会成员能无差别地享有同等质量的公共卫生服务、基本医疗卫生服务以及医疗保障服务，其实质是公平，并且是与效率相统一的公平。鉴于医疗卫生服务市场的不确定性和不完全性，以及医疗资源的有限性，完全依赖市场机制分配医疗资源势必会导致不公平的结果，特定人群的利益得不到保障。因此，通过政府干预和适当的公共政策调节实现医疗卫生服务均等化是世界各国学者和政策制定者一直关注的热点问题之一，对这一领域的研究也有很多。

1. 均等化的概念研究

医疗卫生服务是一国社会成员的基本权利，人人都该享有公平的维护健康的权利。医疗卫生服务均等化不仅包括健康公平，还包括公平获得健康的渠道。卢·安·阿黛（Lu Ann Aday）和罗纳尔德·安德森（Ronald M. Andersen，1981）指出，医疗卫生服务均等化研究的前提假设是，医疗卫生服务是一项权利，而医疗卫生服务资源是有限的，医疗政策应该关注的是对有限的医疗资源如何实现公平分配的机制的设计。赛德尔（Sidel，1978）和怀特（White，1971）指出区分健康的权利（Right to Health）和医疗卫生服务权利（Right to Health Care）两个概念的重要性。他们认为很多要素会影响到健康，如个人行为会导致不健康，而这些因素超出了政府确保其作为一项基本权利的能力。而医疗卫生服务权利隐含了通向医疗卫生服务的渠道，它本身可能导致也可能不会导致健康问题。麦嘉维（McGarvey，1978）进一步区分了通向医疗卫生服务的权利与医疗卫生服务中的权利（Right in Health Care）两个概念。前者考虑的是通向的渠道，后者关注的是渠道已经获得以后病人与医生之间的个人联系。在考虑医疗卫生服务均等化问题时，最首要的目标是考虑实现通向医疗卫生服务渠道的均等化。

关于均等化，国外不少学者的研究提到了城乡之间的均等，这样的研究大体来说是从工业革命时期开始的。从西方大部分发达国家城乡关系的发展历程来看，其城乡关系一般都经历了从分割到融合的演进过程。针对各个国家不同的实践经验，学者们提出了不同的观点。

18 世纪中期，工业革命在英国兴起，机器生产代替了人工生产，经济开始快速发展，城市出现扩张现象，农村劳动力出现剩余，导致了城乡差距越来越大。城乡关系问题开始为学术界所关注。国外最早提出城乡统筹观点的是以圣西门、傅里叶等为代表的空想社会主义学家。随后，意大利学家包泰罗（1588）在《城市论》中，通过对城市规模和农产品的工具的研究，得出了农业是城市基础的结论。英国经济学家亚当·斯密（1776）在其撰写的《国民财富的性质和原因的研究》（即《国富论》）中提出：分工制度的不同，导致了农业生产和工业生产的生产率完全不同，进而造成农村与城市的差距扩大。他的这种理论被普遍认为是西方国家城乡二元结构理论的起源。

英国著名城市规划学说的奠基人埃比尼泽·霍华德（1889）在《明日的田园城市》一书提出了著名的"田园城市"思想。他建议用城乡一体化的结构形态取代城乡分割的结构形态，他认为城乡各自具有不同的优缺点，若两者紧密结合便能彰显优点规避缺点，因此可以将农村和城市紧密结合起来。

马克思、恩格斯在空想主义理论的基础之上，提出了科学社会主义学说。在城乡关系方面，他们提出了新的观点，认为城乡融合是城乡发展的必然结果。在《共产主义原理》中他们提出：城乡关系的演进在每个阶段都有各自的特点，在经济、社会演进发展过程中，城乡关系可以分成三个阶段：①乡村孕育城市阶段：在这个阶段乡村在社会体系中占主导地位；②城市快速发展阶段：在这个阶段，随着工业化发展速度加快，城市在各个方面都领先于农村；③城乡互相促进共同发展阶段：在这个阶段，城乡之间依赖程度逐步增加，两者相互依存、协调合作，最终实现互惠共生融合发展。在《共产党宣言》中他们指出：是资产阶级使得城市凌驾于农村之上，农村为城市所支配；应该使农业和工业相融合，促使城乡对立逐步消灭。恩格斯在《论住宅问题》中，反驳了"城乡对立是必然的、无法避免的"这一思想，他认为随着资产主义瓦解，城乡对立自然而然会消失。

　　20 世纪中期，随着城市的快速发展，农村城市化进程速度加快，美国著名建筑师伊利尔·沙里宁（1945）针对当时城市发展速度过快的现象撰写了《城市：它的发展、衰败与未来》一书。在这本著作中，他第一次提出"有机疏散"理论。他认为当时已经趋向衰败的城市需要合理的城市规划，而农村在城市化过程中显现的经济、社会问题，为城市发展及城市空间布局提出更高的要求。"有机疏散"理论核心在于分割目前过于拥挤的城市区域，形成相互隔离又相互关联的小面积区域；这些小区域相互关联且相差不大，能有效解决城市发展过快而产生的各种问题，即将城市变为多个"城乡区域均质体"①。即使在今天来看，"有机疏散"理论依然是现代城市建设过程中具有重大指导功能的重要方针。

　　20 世纪中叶以来，发展中国家也进入了城市快速发展的时期，并导致了非常严峻的城乡二元分割问题。与此同时，发达国家已经处于城乡关系逐步改善并融合的发展局面。圣卢西亚共和国著名发展经济学学者威廉·阿瑟·刘易斯（1954）在其发表的著名的《劳动无限供给条件下的经济发展》一文中提出了"二元经济模型"。这个模型的核心思想在于：由于农业和工业的劳动生产率存在差异，传统部门劳动力供给具有二元特征，即某一阶段农业部门劳动力的生产率为零，当其全部转移到工业部门之后会逐步提高，并引发产业结构的改变，二元结构最后会转变为一元结构。这个模型在经济学界引起巨大反响，也帮助他获得了 1979 年的诺贝尔经济学奖。

　　美国发展经济学家阿尔伯特·赫希曼（1958）撰写了《经济发展战略》一书，提出不平衡发展理论。他认为，资金不足是发展中国家经济发展过程中遇到的最大问题，由于社会财力是有限的，因此政府应当把有限的财力用到最需要发展的产业上去，并通过这项产业的发展带动其他产业发展，最终达到共同发展的目标。

　　法国经济学家弗朗索瓦·佩鲁（1961）在《二十世纪的经济》一书中提出"增长极"理论，他认为经济社会中生产关系的主体如城市与农村、工业与农业之间存在着支配和被支配的关系，是不平衡的；政府可以通过区域的不平衡发展战略，将资源集中于优势明显的区域，使

5

---

　　① 　伊利尔·沙里宁：《城市：它的发展、衰败与未来》，中国建筑出版社 1986 年版。

其快速发展，之后利用扩散效应，带动周边地域发展，进而实现整体区域的共同发展①。

20 世纪 80 年代以来，很多发展中国家发展迅速，出现了区域差距扩大、城乡对立等问题，学术界出现各种新的发展理论。浪迪特（2004）提出"次级城市发展战略"② 理论，他建议建立次级城市体系来作为城乡之间的中间组织，推动城乡经济、行政制度上的交流。

2. 医疗卫生服务公平理论综述

健康公平与医疗卫生服务均等化是一个问题的两个方面，西方学者在讨论医疗卫生服务均等化问题时，无不把此与"公平""公正""正义"等概念相联系，提出医疗卫生服务均等化的相关原则。

罗尔斯（Rawls，1971）的社会公平理论。该理论主张社会应为每一个成员提供平等而充分的健康保障，根据他们的需要进行分配，而不论他们的财富与社会地位如何。只要在分配基本权利和义务时不在人们之间任意制造差别，只要这些准则能够对社会生活中相互对抗的利益要求确立恰当的平衡，那么体制就是正义的，也就是公平的。他认为实现社会公平的两条原则是：①平等原则，即每一个人都在广泛的基础上享有平等的权利，而不与其他人类似的权利相冲突。②优先原则，即在社会和经济的不平等出现时，将被重新安排，使得一方面能够保证向处于社会不利地位的人给予最大利益；另一方面，在机会均等的条件下，使所有人获得最大分配和地位。根据这一理论，医疗卫生服务均等化体现在医疗系统中的各方都能够从制度的运行中得到公平的利益分配，使利益相关各方在对抗中得到平衡。

赫尔利（Hurley，2000）的按需分配论。他认为如果那些最需要医疗资源的人是那些从保健服务中得到最多利益的人，在最大化健康所得的效率目标下，平等与效率就可兼顾。但是这取决于对需要定义的充分性，需要的程度和满足这种需要的资源的数量。一个被蜜蜂蜇伤有严重过敏反应只需要简单的医疗处理和少量抗毒性药物花费的人，他的医疗

---

① 弗朗索瓦·佩鲁：《新发展观》，华夏出版社 1987 年版。

② Graeml, Karin Sylvia and Alexandre Reis Graeml. 2004. Urbanization solutions of a third world country's metropolis to its social environment challenges ［J］. *Journal of urban Economics*，2004，8：36 – 51.

需要可能会比一个有中度白内障需要手术的人少，虽然后者需要更多的医疗卫生服务支出，但是并不能说明中度白内障患者有优于被蜜蜂蛰伤的人的医疗需要。

哈德恩（Hadorn，1991）的救治公平论。他批评了美国俄勒冈州卫生署按照优先性对医疗卫生服务进行分类的做法（如把阑尾切除术排在第一位，把滤过性毒菌疵排在第十七位），他认为这种只注重"成本—效果"的做法违反了救治原则，即对于人们突发性生命威胁状况必须尽最大可能进行救治的一种社会伦理责任。

阿萨里那（Atharina，2006）的应得与可获得公平论认为公平的大部分考虑可以通过两方面表现出来：与需求相关的公平（即应得的公平）以及与服务可获得性相关的公平，在应得的公平方面，对医疗卫生资源分配的可能标准有：医疗卫生服务获取利益的能力（唯一可以与医疗卫生利益最大化相容的原则）；未来医疗卫生服务的预期（医疗卫生资源分配偏向低收入个人的潜力）；以往医疗卫生服务的经验（扭转以往低收入个人资源分配获利少的局面，以偏向以往获利少的人）；救治原则（将资源倾向急切需要医疗卫生服务的人群）；其他方面的需求。在公平性的可获得方面，暗含了在人口中的弱势群体已经对医疗卫生服务的利用产生兴趣，而且意识到了他们尚未满足的需求。任何提高公平的可获得性的策略都会对政策措施的收益和成本产生影响，并且提高公平的可获得性的策略安排需要增加额外的资源以保障弱势群体获得干预政策利益的渠道畅通，例如，采用补贴的方式促进医疗卫生服务的利用。

丹尼尔斯（Daniels，2001）的平等主义理论。他认为医疗保健的主要目标是维持、恢复、补偿受限的机会和因疾病和残疾失去的功能。医疗保健公正就是给每个人同样的机会使其得以满足基本的医疗保健需要，并且指出医疗保健的道德重要性就在于保护公正平等的机会。平等主义理论反对效率至上的功利主义原则，也反对按支付能力的自由市场分配的极端自由主义原则。

弗瑞德里克·吉尔波特（Frédéric Gilbert）和让－路易斯·丹尼斯（Jean－Louis Denis）等人（2015）提出，人们享有健康的权利是不可剥夺的，医疗卫生服务的获得不应该与收入、社会地位、种族等相关联，医疗卫生服务作为人力资本修复和健康增进的工具，应该在人群中均匀地分布，这对于效率的提高也是有益的。

3. 医疗卫生服务均等化的影响因素综述

实现医疗卫生服务均等化最大的障碍一直都是有限的医疗卫生资源。如休谟（Hume，1777）所言，公平分配的问题仅仅出现在"适度匮乏"的情况下。古斯塔弗森（Gustafson）认为，当资源是有限满足人的需要时，其自身利益就会受到重视，或者公正分配公共产品的应用标准就会获得更多的关注。在某种意义上来说，这些方案之间的选择其实是一种道德上的选择。对于短缺理想产品的需求，在经济市场中表现为通过高价格获取该稀缺资源。而大部分争论焦点在于，医疗保健是否不同于其他商品购买和市场消费，能否按照市场调节机制去分配医疗保健，以及分配有限卫生保健资源的各种机制是否"公平"。

很多学者从生物、心理、社会各方面广泛研究了影响医疗卫生服务均等化的因素。怀特海德（Whitehead，1992）认为，可分为五个方面：①自然和生物学差异；②健康行为和健康意识；③教育、工作、及家庭和环境中的有损健康因素，如受教育程度、职业、收入、居住条件等；④健康和其他公共服务的可及性，如卫生资源配置、医疗保险制度；⑤自然选择或与健康有关的社会迁移，如患病人群趋向于迁往较低社会等级。

在以上五类因素中，①和②为非外在因素（如政策等）作用的结果，由此导致的卫生服务和健康的差别，不应被评价为不公平；由③和④导致的健康差别，一般可认为是不公平，第五个因素中，患病后变穷和先天性疾病可能是不可避免的，但患病人群的低收入可能是可预防的和不公平的，即由此导致的健康状况的差别应视为不公平。但分析评价健康和卫生服务公平性的一个基本出发点是：只要是能人为改变和避免的不平等状况的存在，即应被视为不公平。

因此，从这点上说，上述怀特海德对五方面因素的分析中，关于健康行为和健康意识的差异所导致的差别不应被视为不公平的分析，其仅考虑了卫生政策的直接作用，忽视了与政策有关的卫生服务和行为所产生的作用，尤其是在现代医学模式下，建立健康行为方式、提高健康意识应该是卫生服务的一项重要内容，个人的健康行为与意识也受其教育程度、经济状况等个体因素的影响，即由不同人群的健康行为和健康意识差别所导致健康和卫生服务的不平等，也应被视为不公平。

阿罗（Arrow，1963）认为：第一，医疗市场的特殊性，指出医疗需求的不稳定性。医生作为病人的代理人也是利润最大化行为者。同时强调了医疗市场产出的不确定性以及医疗卫生服务供给方存在的进入障碍。第二，在确定性假设下，分析了医疗市场与完全竞争市场的差异主要在于收益递增、进入障碍以及医疗定价行为的价格歧视三方面。第三，在不确定性的假设下，比较了医疗市场与完全竞争市场的差异。他首先运用期望效用函数描述了理想的保险原则（在风险规避的假设下）其次论述了道德风险，第三方支付和逆向选择行为对于医疗保险市场的影响，最后建立了风险规避条件下最优保险政策的理论模型。

罗纳尔德·M. 安德森（Ronald M. Andersen，2013）认为考虑促进医疗卫生服务均等化时一个需要考虑的重要概念是易变性。人口因素如年龄、性别等易变性很低；种族很难改变，教育和职业短期内也很难改变，因此这些社会结构因素也被认为易变性较低；医疗信仰被认为具有中等的易变性，因为它们可以改变并会影响人们的行为；资源使用要素，如收入、医疗保险等因素被认为易变性很高，因为它们很容易改变并且与医疗卫生服务的使用有很强的相关性。因此，根据易变性这一概念可以确定对医疗卫生服务提供的政府干预程度。

4. 医疗卫生服务均等化的衡量指标综述

奥特卡（Outka）探究过一些社会公平的相关标准来实现"均等化"的目标。它们是：①个人价值或功绩；②社会贡献；③供给与需求；④需要；⑤归类处理。

奥特卡认为价值或功绩，在考虑"公正"分配医疗资源时，不能作为合适的标准，因为：第一，正义的理念并不是单单由价值标准来定义的；第二，健康风险一般不能以价值为基准，因为其发生超出了个人力量的控制或预测。而社会贡献的标准是基于公正的功利主义观念，认为对最多人的好就是最伟大的好。奥特卡指出，那些对大众福利（如老人或残疾人）贡献最少的人，让他们获得卫生保健支援服务才是最关键的。资源配置的供求原则强调消费者的自由选择偏好和以无限制（自由放任）行为基础的服务分布。然而，奥特卡等则认为，这些原则应用于医疗保健资源的分配是不恰当的。麦卡尼（Mechanic）也认为，是医生而不是消费者才能做出应该购买哪些服务的主要决策。

奥特卡认为基于需要的这一标准为医疗资源分配公平制度的最基本标准。罗尔斯的社会正义理论为这个方法论提供了支撑，就是以将资源分配给那些社会上最有需要的个人为基础，即那些主张医疗卫生服务是一个独特的商品，典型的市场力量择优分配标准可能并不合适。芬恩（Fein）认为，我们应该"拒绝部分市场机制在卫生部门内部分配资源，一定程度上是因为市场结果与我们的价值观存在差异"。而收入、种族或者是否被医疗补助制度或私人医疗保险所覆盖，都不应该用来确定谁能获得医疗保健，谁必须进入不同的门诊或被医疗保健系统差别治疗。这一标准，特别侧重于社会人口分组的比较。

在筹资公平方面，帕尼吉尔特（Panagiotis，2016）认为筹资公平的量度从两方面进行：第一，垂直公平，要求不同支付能力的个人或家庭，为卫生服务支付不同的费用数额。第二，水平公平，要求有相同支付能力的个人或家庭，对卫生保健服务支出相同的费用数额。

在卫生服务利用公平方面，莱尔森（Lairson，1995）用自评健康方法对澳大利亚1990年的卫生医疗递送系统进行了分析，他们发现在给定卫生医疗需求的情况下，富人利用了比穷人明显更多的卫生医疗卫生服务——医生和住院服务。

在健康公平亦即卫生医疗卫生服务产出公平方面，健康公平最终表现在不同人群健康状况的基本相同（理想）或实际上的基本相似。勒格兰德（LeGrand，1987）用基尼系数和阿特金森指数对人群的死亡年龄的公平性进行了跨国比较，发现不同国家的人群的死亡年龄的基尼系数差别较大。其他学者还对发病率和死亡率的社会经济不平等状况进行了研究（Propper，1992）。

在健康和卫生服务利用不平等方面的研究中，格兰德（Grand，1987）较早地利用不平等度量进行了医疗卫生服务非均等化的国际比较研究。他选择以 AMD 指标、基尼系数、阿特金森（Atkinson）指标（取 $e = 0.75$，$e = 1.25$）作为不平等度量，对 32 个发达国家进行了测算并排序，并通过回归分析探讨了各国平均死亡年龄的影响因素。沃格斯塔夫等（Wagstaff et al.，1991）应用集中系数来衡量健康状态和年龄标准化的保健费用分布的不公平性。歌德汉姆等（Gerdtham et al.，1994）

用集中系数度量了健康状况本身的不公平性。沃特斯（Waters，2000）使用集中系数和阿特金森（Atkinson）系数，度量了医疗卫生服务利用的不公平性。沃格斯塔夫和道斯勒（Wagstaff and Doorslaer，1994）提出了使用多种患病率指标度量健康不公平性的方法。麦肯尼等（Makinen et al.，2000）使用家庭收入数据研究了八个发展中国家收入所影响的卫生服务利用和卫生费用的不平等性。马修斯等（Matthews et al.，1999）研究了性别差异对健康不平等的影响。杜斯黑柯和格兰维拉（Dusheiko and Gravelle，2001）讨论了健康的间接标准化和直接标准化方法对不平等度量的影响。他们通过实证分析证实了间接标准化不平等指标相较于直接标准化不平等指标过低地估计了集中系数。这里的所谓标准化，即剔除掉了与健康产出方程中非收入因素与收入因素之间的相关性。阿库娃·阿贝尼和于凯姆（Akua Abeney and Kam Yu，2015）在此基础上用集中系数研究了加拿大与收入相关的自报告的健康状况的不公平性。

1.2.2 国内相关研究的文献综述

1. 我国医疗卫生服务均等化现状综述

我国关于医疗卫生服务均等化现状的研究主要集中在以下几方面。

（1）关于筹资的公平程度。应晓华（2013）的研究指出，如果一个社会能够拥有良好的疾病风险共担和风险分担机制，居民所支付的卫生费用就会相对均衡，社会的卫生服务筹资公平程度相对较高。吴成丕（2003）全面分析了医疗保险制度改革对医疗卫生服务的利用、筹资公平性及其再分配效应的影响，研究结果发现医疗保险制度改革模式改善了收入影响的不平等，但其他因素影响的公平程度变化各不相同。改革后筹资不平等状况有所改善，但筹资系统产生的再分配效应恶化了收入的不平等，改革前后这种效应的变化大小依赖于风险厌恶程度。

叶冬青、何义林（2006）研究了我国安徽省实行的新型农村合作医疗家庭筹资的公平程度，研究结果表明试点县新型农村合作医疗筹资的公平性程度较低，收入最低的1/5人口的人均医药费用占年人均收入的59.63%，而收入最高的1/5人口的人均医药费用仅占11.76%。贺鹭、郑建中、韩颖[1]运用 WHO《2000 年世界卫生报告》中所提出的卫生服务筹资公平性的计算方法，计算了山西省新型农村合作医疗试点县榆社、娄烦县实行的农民家庭合作医疗筹资的公平性指数，结果分别为 0.6845 和 0.6944，这一测算结果表明两县的公平性程度大致等于国内平均水平，也进一步证实了我国卫生筹资公平性程度偏低的现状。

王绍光等（2005）认为改革以后，我国政府在承担卫生保健职能方面的意愿和能力有所改变，但在农村医疗保险制度中，收入水平低且不稳定的农民负担了主要的医疗出资责任，拥有较强财力保障能力的各级政府出资责任却相对较小，对医疗保险的支持力度明显不足，显示出能力与责任的不对等，不符合卫生筹资的公平性原则，难以保证医疗筹资的可持续发展。

陈健生（2005）指出现行的筹资制度设计虽然引入了政府这个筹资主体，但除中央政府外，地方政府在这项制度中的出资责任并不明晰，社区层面的出资主体在西部地区更是被排除在制度设计之外。因此，应根据各出资主体的能力来确立各出资主体的责任，强化政府筹资的制度安排，增加社区筹资功能，使新型农村合作医疗制度运行更趋理性。陈迎春（2006）指出新型农村合作医疗的筹资受经济水平、逆选择、自然灾害、政策、筹资方式和部门协调等因素的影响，需方筹资风险不容忽视。

王延中（2008）提出新农合筹资困难有两个方面的原因：一方面，是因为参保"自愿性"制度规定；另一方面，在农民参保资金与政府补贴比例方面也缺乏稳定的机制，政府补贴比例各地不一致，补贴的具体数额又具有很大的随意性，不利于合作医疗基金形成稳定的、可持续的、透明的筹资机制，并提出在集体经济衰落、农民增收缓慢，而国家财政收入大幅增加的现状下，政府应该在筹资方面发挥主导作用。

苏明（2016）的研究表明，医疗卫生基本公共服务经费城乡间差距大。城乡医疗卫生费用在总额、增幅和占比上不合理，城乡不均等，城镇人口享有的医疗卫生经费是农村人口的 3.47 倍，而且增幅和占比也是城镇偏高。此外，医疗卫生基本公共服务经费地区间差距也较大。以北京、河南、甘肃为例，北京的人均医疗卫生经费是全国平均水平的

---

[1] 熊吉峰、丁士军：《新型农村合作医疗制度公平性问题研究综述》，载于《经济纵横》2008 年第 8 期。

2. 78 倍，而甘肃是平均水平的 77. 44%，河南是 76. 10%。

（2）关于医疗卫生服务利用的公平程度。闰菊娥、张静（1998）通过对城乡居民期望寿命、婴儿死亡率、孕产妇死亡率等健康状况指标进行国际比较和区域比较，探讨了中国城乡居民健康状况的公平性状况。欧序生（2001）对三峡农村贫困地区卫生服务的研究揭示了不同收入人群在获得基本卫生服务方面的不公平性。龚幼龙、陈家应等（2001）的研究发现，人均收入、企业性质及效益、医疗保健制度覆盖以及医疗保险制度的运行情况对卫生服务利用率有重要影响。

刘国恩等（2002）又对改革试点模式服务利用的公平性进行了评估。该项研究的主要结果表明，改革后，具有较差经济状况的弱势人群对门诊利用有显著增长，这意味着新模式增加了弱势人群获取基本医疗卫生服务的可及性与横向公平程度。该研究还发现，在各项医疗卫生服务中，慢性病及重病患者的就诊程度都有相对增加，显示新模式比公费劳保医疗更具有医疗卫生服务利用的纵向公平性。但是，改革后，弱势人群在使用昂贵和先进的医疗诊断与治疗技术方面仍处于相对不利的地位。

高梦滔等（2005）在云南省农村调查后指出，贫困人口就诊的成本比非贫困人口高，他们不是没有生病，而是没有去就诊。云南省农村两周应就诊而没有就诊率为 35. 42%，其中，64. 29% 是因为经济困难。

任苒、金凤（2007）指出，在五个收入组中，低收入组的两周患病率相对高，在低收入组中达到国家贫困线标准的贫困人口两周患病率为 21. 53%，是各人群组中医疗需求最高的人群。但卫生服务利用方面存在一定的差别。不同收入组两周就诊率在 29. 81% ~61. 16% 之间，高收入组的就诊率为 61. 16%，中等收入组次之（38. 81%），中高收入组排第三（37. 5%），最低收入组排第四（29. 81%），而中低收入组就诊率最低（16. 38%）。运用集中曲线方法测量不同收入组人群的医疗卫生服务可及性，反映了 5 个收入组两周就诊的差异，相对低收入组而言高收入组可及性略好。而从住院医疗卫生服务利用来看，低收入组住院率最高（51. 98‰），中低收入组次之（50. 79‰）；高收入组住院率最低（42. 93‰）。

车刚、赵涛（2007）认为，农民参加新型农村合作医疗后，卫生服务利用尤其是住院服务利用量和住院医药费用负担公平性明显高于非参合农民，住院实际利用量是同组非参合农民的 3.14 倍，而且参合后住院医药费用集中指数也有所降低（非参合农民为 0.634，参合农民为 0.378），反映出新型农村合作医疗制度的实施对改善农村居民卫生服务利用公平性有积极作用。在门诊利用方面则存在差别，贫困组参合农民门诊利用量比非参合农民高 3.72 个百分点，说明新型农村合作医疗制度的实施减小了农民门诊利用不公平性程度，但参合农民门诊医药费用集中指数高于非试点县农民（非参合农民为 0.097，参合农民为 0.138）。方丽霖等（2006）研究了我国江西婺源加入新型农村合作医疗前后农民住院与门诊利用的公平性，认为在门诊利用方面，合作医疗实施前后，因经济困难未就诊比例的集中指数绝对值均小于 0.2，表明合作医疗实施前后的门诊服务利用公平性总体上较好。在住院方面，合作医疗实施前后，因经济困难未住院比例的集中指数绝对值均接近 0，表明合作医疗实施前后的住院服务利用公平性总体上较好，但合作医疗实施后，经济状况对住院服务利用的公平性有一定影响，结合卫生服务需要分析，经济状况较差农民对住院服务利用的不公平性有增加的趋势。

尤华等（2016）运用族群分解和夏普里值分析方法定量考察了我国农村居民医疗卫生负担差距的演变和影响，结果表明，健康、到达最近医疗机构距离、地区、收入等不仅影响农村居民医疗卫生负担水平，更是影响农村居民医疗卫生负担差距的主要因素。

苏明等（2016）的研究表明，我国医疗卫生人力资源、设施设备、先进技术基本上集中在经济发达的都市区和城市大医院，农村缺少卫生资源，造成城乡居民在医疗卫生服务利用上存在较大的差距。此外，农民医疗保险权益缺乏可携带性，导致劳动者流动性差，并会损害医疗卫生服务的获得及医疗服务的可持续性。

（3）补偿公平性。补偿公平性是学术界关注较多的研究问题，针对新型农村合作医疗，目前形成三种观点：第一种观点认为，新型农村合作医疗补偿有利于穷人，具有公平性。胡金伟等（2007）认为，从农民受益角度看，山东省某县 20% 的最贫困人群，获得政府医疗总补助的 45.85%，而 20% 的最富裕人群，得到 15.37% 的政府医疗补助，贫困人群获得补助的比重高于其人群比重。宋明山等（2006）认为，新型农村合作医疗对改善农民收入公平性的作用很大，住院费用发生后，基尼系数上升到 0.1207，"新农合"偿付后，使其下降到 0.0555，"新农合"作用力度为 46.0%。

第二种观点认为，新型农村合作医疗补偿并不公平。汪宏等（2005）认为，高收入参保者从合作医疗中受益相对较大，特别是高收入者中健康状况好的参保者从中受益相对更大。在健康状况好、中、差人群中，高收入者净收益与低收入者净收益的比值分别为 3.50、1.90 和 1.30。田庆丰等（2006）认为，2005 年在河南"新农合"试点县，每一住院农民从"新农合"基金中获得的补偿，非贫困农民为 1095.69 元，贫困农民为 787.22 元，贫困农民低于非贫困农民。表明贫困农民在"新农合"制度中的受益率较低。高梦滔等（2005）在研究云南省安宁、弥渡、宾川等三县后发现，在新型农村合作医疗报销中，一些富裕乡镇住院补偿占的比例高，富裕乡镇比贫困乡镇在新型农村合作医疗中得到了更多好处。

第三种观点在肯定补偿公平性的同时，也指出了公平性程度的有限性。任苒、金凤（2007）认为，一方面，不同收入组实际补偿比除低收入组外，均低于 20.00%，低收入组获得的补偿费用比略高于其他收入组，但贫困组次均住院费用 4509.44 元，住院者从"新农合"获得补偿平均为 389 元，补偿比为 8.64%，是人群中补偿比例最低的。另一方面，家庭自付医疗费用仍更多地集中在贫困人群，自付医疗费用在人群中的分布仍存在着不公平。贫困农民自付住院费用高达人均收入的 8 倍之多，为家庭收入 2.56 倍。表明"新农合"在一定程度上缓解了医疗费用的不公平，但作用是有限的。

（4）城乡间的公平性。新中国成立初期，由于当时的特殊历史背景，城市与农村相比，形势更加严峻，问题更加复杂。因此重点发展城市成为当时的工作重点。毛泽东（1956）在《论十大关系》[①] 一文中强调"重工业"是我国建设的重点，但同时，也不能忽略农业生产，因此，必须注意农业与工业、城市与农村的和谐发展。1957 年他在《关于征求处理人民内部矛盾的问题》[②] 中，明确提出：没有农业就没有工业，发展重工业的同时必须重点关注农业和轻工业的发展。然而政府出于加强人口控制、保障计划经济体制和重工业发展的目的，政府出台了

---

① 《毛泽东选集》第七卷，人民出版社 1999 年版。

② 《毛泽东文集》第七卷，人民出版社 1999 年版，第 55、87 页。

《户籍登记条例》（1958），宣布建立人民公社制度，这项条例强制改变了人口迁徙的程序，形成我国特有的城乡分割的二元户籍制度，造成了城乡发展不平衡现象日益明显。

改革开放之后，经济的快速发展带来了更为严重的城乡分立问题，引起了社会各界的重视。邓小平（1975）在《关于发展工业的几点意见》[①] 中提出要确立以农业为基础、为农业服务的思想。邓小平更加重视农村的根本地位，强调城市的服务功能。骆子程（1989）出版了《城乡经济结合战略》，从城乡关系、城乡制度变革、农业现代化和地区经济发展战略等问题，系统地论述了城乡经济结合的路径。陈吉元、韩俊等（1996）撰写了《人口大国的农业增长》一书，他们认为在我国长期存在的"重城市轻农村"发展战略作用下，城市居民的收入远高于农村居民，导致国家对农村和农业的投入过少，增大了城乡二元的差距。因此，必须改革城乡发展战略，调整收入分配制度，改善城乡关系，缩小城乡差距。

21 世纪以来，中央提出了将"三农"工作列为全部工作的重中之重，"统筹城乡"问题成为学术界研究的重点和热点。韩俊（2006）认为：建立健全城乡统筹发展体制，就必须实现以下五个方面的政策：①建立覆盖城乡的财政制度；②建立统一的劳动力市场；③建立城乡统一的土地市场；④深化农村金融改革并强化其功能；⑤建立城乡统一的户口管理体系。随后，韩俊（2010）又提出：要破除城乡二元结构，就要准确认识统筹城乡的科学内涵、目标和要求：必须加大资源要素性农村流动；增强城乡基本公共服务均等化力度；积极推动农民工的市民化；有步骤地推进农村土地整治与管理制度改革；推动城市化和新农村建设和谐发展。

许经勇（2009）认为：改革开放以来，我国农村经济改革只废除了农村人民公社制度而从未触及城乡二元结构体制，这项制度的存在使得城乡差距拉大，城乡矛盾突出。因此破除城乡二元结构体制，是统筹城乡发展，解决三农问题的根本途径。

叶裕民（2013）认为：统筹城乡发展的主要内容包括三个方面：新型工业化、新型城市化与农业现代化。要实现城乡统筹的发展战略，

---

① 《邓小平文集》第二卷，人民出版社 1994 年版。

就必须以政府为主要导向，推动中央和地方两个层次的改革。推动中央层面改革必须从以下七个领域开展：①编制全国城乡统筹发展战略规划；②完善城乡一体化要素市场；③重视立法体系的重要性；④规范财政转移支付制度；⑤重视规划体系；⑥建立全面人力资本投入激励机制；⑦出台城市设置新标准。推动地方层面改革需要从以下四个领域展开：①转变政府职能，构建服务性社会；②系统创新统筹城乡发展规划；③全面推进城乡公共服务均等化；④全面促进生产要素有序流动。

尤华等（2016）的研究表明，通过加强农村医疗卫生资源均衡配置，削减农民医疗负担差异，能促进医疗卫生服务公平。

2. 医疗卫生服务均等化的影响因素综述

（1）城乡二元结构和政府缺位。崔惠玲（2003）指出卫生费用分配存在着严重的城市偏向；城乡卫生资源分配的不平衡导致保健水平差别极大；政府有限的卫生投入越来越多地用于公费医疗。刘金伟（2006）认为造成城乡卫生医疗卫生服务不均等的原因之一是城乡二元卫生体制，在城乡"二元"经济社会体制的宏观背景下，卫生事业也具有很强的"二元"特征，政府对城乡卫生事业采取不同的政策，"重城轻乡"区别对待，这是造成城乡卫生差距的总根源。在城乡"二元"卫生体制下，政府对卫生事业的投入明显偏向于城市。

王晓杰（2006）提出按城乡实施不同的医疗保险政策，造成了地位上的不公平。由于我国长期以来没有确立统筹城乡社会事业发展的思路，政府对城乡居民实施不同的医保政策，城镇职工由企业、政府投入为主，个人投入为辅的方式筹集医疗保险基金；农村合作医疗则是以个人投入为主，集体扶持，政府适当支持，并采取自愿参加的方式。农民如果不自愿参加合作医疗，就不能获得集体和政府的补助，基本医疗就得不到有效保证。这种地位上的不平等导致了城乡居民在医疗资源占有和医疗保障程度上存在着巨大的差异。顾昕（2006）认为医疗体制改革中产生种种乱象的真正原因是中国医疗卫生服务递送体系缺少"守门人"和医疗卫生服务市场上缺乏强有力的第三方购买者，即政府职能的缺位或国家转型的滞后所致，并不是市场力量的日渐重要所致。

原新（2005）指出我国农村贫困人口由于其社会地位的脆弱性，对基本医疗保障及卫生服务的可及性常常处于最不利的地位，直接影响他们的健康水平。健康水平下降又会影响收入水平的提高，使贫困状况进一步恶化，很容易陷入"贫困—健康恶化—更加贫困"的恶性循环之中。

胡铭（2010）提出受城乡二元结构的影响，公共卫生资源更多流向城市，因此二元分割的公共服务制度是造成我国城乡基本医疗卫生服务不均等的重要原因。

甘行琼等（2014）的研究表明，由于医疗卫生服务价格无城乡之分，城乡居民对医疗卫生服务的需求水平主要取决于其收入水平，因此城乡居民的收入差距造成了医疗卫生消费的不均等，进而制约着医疗卫生服务的均等化。

（2）制度因素。冯占春（2006）认为卫生筹资过度依赖个人，各级政府财力不均，农村卫生发展主要靠县级财政，以及现有转移支付难以保障农村卫生投入。政府财政投入在卫生费用分配中不仅没有起到缩小城乡差距的作用，反而加大了城乡卫生费用分配的不公平。葛延风（2007）也认为财政体制的变动对医疗卫生事业发展的影响不可忽视。

胡金伟等（2007）认为，现有的补偿模式引发了不同层次的农民受益不公平问题，一方面，补偿比例不高引发受益分配失衡，现有的补偿模式很难满足当前的农民医疗需求。另一方面，以"大病"为核心引起的参保者受益公平性问题，覆盖大病医疗支出已作为新型农村合作医疗制度的主要目标，但由于新型农村合作医疗制度在地区间、个体间的消费能力和获得补偿能力的差异，使其公平性受到一定程度的影响。

汪宏等（2005）认为，在利用门诊服务方面存在显著的不公平性，另外，由于门诊服务更倾向于解决小病小伤和保健方面的问题，因此这种"低保费、高共付率"的合作医疗在农民利用这些最普遍的服务方面会产生受益不公平。

李齐云和刘小勇（2010）通过面板数据模型检验发现财政分权和转移支付对公共卫生服务均等化的影响取决于采用的财政分权指标和公共卫生服务指标，得出财政分权加剧了地区间的人均卫生经费和人均卫生院床位数的差距，财政转移支付则有利于缩小地区间公共卫生服务所产出的差距。

高萍（2015）对 2005～2013 年间全国各省（市、自治区）基本医疗卫生服务综合评价的结果表明，全国各省基本医疗卫生服务的供给水平大幅提升，区域间不均等程度逐年降低。城镇化率、人均消费支出对区域基本医疗卫生服务提供具有显著的正向影响，人口密度与区域基本医疗卫生服务提供呈显著的负相关关系。我国应进一步提高基本医疗卫生服务政府支出水平，建立和完善基本医疗卫生服务机制，同时还应不断创新基本医疗卫生服务供给机制，统筹各区域内城乡基本医疗卫生服务的发展，采用综合手段进一步提升区域基本医疗卫生服务的供给能力和均等化水平。

（3）过度市场化。王绍光（2005）认为以市场为导向的卫生改革不但没有解决医疗费用上涨问题，反而加剧了这一问题，在医疗保障体系不完善的情况下，降低了弱势人群对卫生服务的获取，使得卫生保健的公平性受到极大的损害。

刘金伟（2006）指出造成城乡卫生医疗卫生服务不均等的原因之一在于卫生体制的市场化改革，改革开放后，经济改革的成功经验被引入卫生领域，市场成为配置卫生资源的主要方式。在缺少"第三方"制约的情况下，卫生资源流入"效益"比较高的城市和高端服务，广大农村由于购买力不足，卫生服务体系出现了萎缩，一些贫困地区又重新回到了缺医少药状态。

王延中（2007）的研究结论表明，医疗卫生服务投资主体在"甩包袱"式市场化条件下，必然向人口密度高、人均收入水平高的城市地区投资，而且，城市的人口密度越高、人均收入水平越高，医疗卫生服务投资主体越愿意投资。越是规模大的城市则越多地拥有医疗卫生资源，可及性越高，而人口密度小的村庄必然"缺医少药"，可及性越低。

葛延风（2007）认为对医疗卫生事业的特殊性缺乏清醒的认识，将医疗卫生服务机构视同于一般企业，选择了一条过度市场化的改革道路，是导致医疗卫生体制变革中出现偏差导致公平性和效率低的原因之一。

李艳丽等（2015）提出，我国政府在医疗卫生服务质量改进过程中虽然取得了一定的成绩，但还存在一些问题，主要表现在：立法责任缺失导致无法将医疗卫生服务质量问题上升到法律层面；组织机构责任缺失，对医疗卫生服务质量实施管理的机构只有卫生计生等有关行政部门，没有独立的医疗卫生服务质量管理和监督机构，缺乏专业社会认证机构、医疗服务行业协会等参与医疗卫生质量的监管；监管责任缺失，政府对医疗卫生服务质量的监管主要是被动的事后控制和惩罚，缺乏有效激励等有效性管理；舆论引导责任缺失。政府对医务人员的质量观念、对医疗质量的重视程度、医疗风险防范意识以及提升医疗质量的愿望等方面都缺乏足够的舆论引导。

3. 促进医疗卫生服务均等化的对策综述

（1）改善城乡和地区间的待遇。胡鞍钢（2003）认为改变"一国两制"，改善农民的"国民待遇"，是实现城乡公平的卫生发展的根本所在。"一国两制"的存在，造成了城乡在诸多社会发展和人类发展方面的差距。刘乐山（2005）提出要彻底打破"城乡分治、一国两策"的二元旧体制，取消城市居民享有公共产品消费的特权，还农村居民平等的公共产品消费权利。凡中央政府提供的纯公共产品，城乡居民要平等地享有。而地方政府提供的纯公共产品，该区域内的城乡居民要平等地享有。

苏明等（2016）提出应该实现国家财力分配的三个倾斜：一是国家财力资金要向民生领域倾斜；二是国家财政的民生投入真正向农村倾斜；三是中央的民生投入要向欠发达地区倾斜。

（2）健全公共财政体制。章也微（2005）提出农村基本公共卫生服务的投入，应由中央和省级财政承担绝对供应的责任，国家应建立和完善农村卫生专项转移支付制度，落实农村地区公共卫生经费来源。保证无论是贫困地区还是富裕地区，每个人都能享受到公共卫生服务。并逐步建立起农村公共卫生事件应急体系、农村公共卫生救助体系、农村公共卫生责任追究体系，其费用及设施的投入，也应由相对高级的财政部门来完成，以确保这些反应体系能切实发挥作用。并提出中央和地方财政完全有能力采取供给导向政策，以中央财政支付农村公共卫生人员全额补助应该是可行的。中央财政可考虑发行公共卫生国债，用于疾病的防治和公共卫生服务体系的建立。还可通过提高专项烟草税来支持农村的卫生保健服务。

冯占春（2006）认为随着经济的不断发展，我国经济实力和政府财力明显增强，政府有能力拿出更多的钱投资居民健康。同时，随着政府职能的面临挑战和公共财政的建立，政府也应该把更多的财政收入投入到具有较强公益性的卫生事业，并提出财政卫生投入既应考虑供方，也要兼顾需方。对属于基本公共卫生范畴的服务，应建立城乡公平的筹资机制，服务成本完全由政府财政给予补偿。

陈迪、谭丽焱（2016）通过比较美、日、英等国家的政府间医疗卫生支出责任划分的结构发现，高政府医疗卫生支出比例是提高医疗卫生服务筹资公平性的前提，中央承担社会医疗保险责任是实现医疗服务筹资公平性的保障。

（3）建立完善的健康保障制度。原新（2005）提出政府应该通过实施有利于贫困人口的社会福利政策、财政转移支付和反贫困等政策，增加农民的人力资本投资。

颜媛媛（2006）提出针对目前农村医疗保障体系不健全，覆盖面窄，多数农民仍然依靠自身收入或家庭储蓄来负担医疗费用的现状，尽快建立和完善包括合作医疗和医疗救助制度在内的多层次、多模式农村医疗保障制度，提高农村居民应对疾病风险的能力，缓解农民因病致贫和因病返贫的现象。

储德银等（2015）的研究表明，地方政府在医疗卫生服务供给的过程中，一是要在增加医疗卫生服务领域研发经费财政拨款的同时，重点向基础研究和应用研究倾斜，二是要通过一定的财政激励政策和税收优惠政策吸引民间资本参与医疗卫生服务提供，三是地方政府和医疗卫生部门要通过建立和谐的工作环境和良好的人才竞争机制推动医疗卫生领域的技术进步。

（4）利用市场机制。章也微（2005）提出有条件的农村地区，尝试建立相应的激励机制，创造有效率的市场环境。由于我国农村公共卫生服务资源短缺在短期内难以改观，在筹资公平基础上提高效率也是我国农村公共卫生改革的重点。其中，引入竞争机制、提高医疗卫生机构效率是必然趋势。

王延中（2007）认为必须坚持真正的市场化的目标和改革举措，打破垄断，进行公立医疗内部适应市场经济运行的机制改革。只要市场机制能解决的问题，政府就不要再管了，也没有必要管。

李艳丽等（2015）提出，应保护医疗卫生服务质量改进的市场动力，规制医疗竞争市场，保障医疗服务市场的良性竞争，依靠多种形式激励医疗机构改进质量。

4. 统筹城乡医疗保险制度的建议

从1998年开展城镇职工基本医疗保险制度改革，到2003年启动新型农村合作医疗保险试点，再到2007年建立城镇居民基本医疗保险制度，我国在短短十年内建立起了覆盖全体国民的医疗保险体系。医疗保险体系的建立增强了国民抵御疾病风险的能力，改善了医疗保健服务体系，取得了明显的成就。但与此同时，碎片化的三项基本医疗保险制度却因城乡有别、制度分设、管理分割等导致人群的待遇存在区别对待，医疗资源配置比较分散，不利于医疗资源的均等化实现。因此，全国各地近年来积极探索并推进三项医保制度的城乡统筹，力求促进医疗公平，进而促进居民医疗卫生服务的均等化。

王保真（2009）认为，我国现行的三大医疗保险制度在理论、制度、筹资、待遇、管理等多个方面存在分歧，因此迫切需要进行制度整合和政策衔接；而统筹城乡医保制度并不意味着完全消除医保制度之间的差异性，也不等于短期内实现城乡医保管理体制的一体化，制度的建设是不断发展完善的长期过程。

郑功成（2010）认为，实现"人人享有健康"的医疗保险制度是我国医保改革的最终目标，为了达到这一目标，可以采用三步走的战略：①2008~2012年，建立覆盖全面的多元化医保体系：在这段时期尽量实现居民医保同新农合制度的并轨，且扩大医保的覆盖人群；②2013~2020年，建立区域性统一的国民医保制度：在这一步要统一一定区域内的多元医保制度，并提高医疗保险制度的待遇；③2021~2049年，建立公平、普惠的国民健康医保制度：在这一步，要实现国家范围内的医疗保险制度统一，提供医保制度的公平和效率。

王宗凡（2012）认为，各地区在进行城乡医疗保险制度统筹的探索过程中，出现了多种尝试模式，但统一各项医保制度管理经办机构监督机制是无论实行哪种模式都需要解决的首要问题。

曹克奇（2013）认为，城乡医保分割管理问题长时间存在，被广泛关注却一直悬而未决，究其原因，与人社部门和卫生部门就管理职能的利益之争息息相关，所以要破除这个死局，唯有通过立法强分相关部门的利益，实现医保各方的利益平衡，才能使得医保管理体制有效运行。

仇雨临（2013）认为，可以从权利公平、机会公平和规则公平视角下，构建公平筹资和均等收益的医保制度，要实现这一目标，首先，可以建立包含多档次的医保框架作为过渡模式；其次，需要整合医保管理、经办机构，构建统一的信息管理机构；再次，需要统一医保制度的行政管理体制；最后需要提高医保统筹层次，分散疾病风险。

顾海（2014）认为，要实现城乡的医保统筹可以分为三个步骤：①机构职能整合：将新农合划归人社部管理，实现医保由统一机构管理；②制度整合，实现政策统一，体现制度公平性；③信息整合：实现信息系统整合为一。

申曙光（2014）认为，实现三大医保制度的城乡统筹是实现完整的"全民医保"的必由之路，而要实现医保制度的整合可以分为三个阶段实现：第一阶段，解决医保制度间的转移接续问题；第二阶段，在完成第一阶段前提下，突破制度界限，形成全民医保框架；第三阶段，在实现制度和管理体系一前提下，统一缴费、待遇水平、制度政策、管理服务。

袁涛、仇雨临（2016）的研究表明，由于缺乏全国层面制度顶层设计，各地的统筹进展以地方行政力量推动为主，不同的驱动力量影响着制度模式和经办服务的选择，追求的形式公平大于实质公平。新时期的居民医保城乡统筹，迫切需要加强顶层设计，强化公平正义理念，向追求实质公平转变。

1.2.3　相关研究述评

基本医疗卫生服务是指为保障居民基本生命健康权利而开展的疾病诊疗服务。有的学者认为，基本医疗卫生服务属于私人产品，如阿特金森和斯蒂格利茨（1992）、费尔德斯坦（Feldstein，2001）、顾昕（2014）等；有的学者，如阿耶·L.希尔曼（2006）、葛延风（2012）、高培勇（2015）等则认为基本医疗卫生服务更多具有公共品或准公共品的性质。

即使基本医疗卫生服务属于私人产品，但以下原因决定任由市场调节医疗服务市场会导致非常不均等的现象。首先，医疗服务市场不完全信息、道德风险等市场失效的存在，很容易导致低收入群体因医疗服务产品价格偏高而无法获得最基本的医疗保障，导致生命或健康受到威胁；其次，从社会公平的角度讲，居民应有权利获得同等的生命和健康机会，而市场机制导致的医疗资源配置会处于极度不平均状况，加之医疗服务本身需求弹性较大，收入高的个人可能过量消费医疗服务，收入低的个人可能会长期处于消费不足，影响到身体健康状况；最后，从人力资本积累的角度看，许多经济学家的理论和实证研究中健康被看作是人力资本的一个组成部分，是经济发展的一个推动因素，健康状况对经济增长具有促进作用。如果一个国家卫生部门的绩效非常差，那么一个国家的经济增长也将逐渐消失。国内也有学者研究发现人口预期寿命等健康指标与 GDP 增长有明显的相关关系（张琼，2012；李红霞，2014；顾昕等，2014；李艳丽等，2015）。

医疗服务均等化是指社会成员能无差别地享有同等质量的公共卫生服务、基本医疗卫生服务以及医疗保障服务，其实质是公平，并且是与效率相统一的公平。

鉴于医疗服务市场的不确定性和不完全性，以及医疗资源的有限性，完全依赖市场机制分配医疗资源势必会导致不公平的结果，特定人群的利益得不到保障。因此，实现基本医疗卫生服务均等化成为政府公共政策的目标之一，必须由政府介入，通过合理的制度设计和政策导向达到基本医疗卫生服务的均等化。正如斯蒂格利茨所说，"政府在医疗保健中起作用的一个主要原因与效率无关，即使市场完美有效，仍有人担心非常穷的人得不到充分的医疗保健"，基本医疗保健是人的生存权和健康权，保证人人享有基本的医疗服务是社会公平的重要体现。2013年，世界卫生组织发布的世界卫生报告指出医疗卫生服务的改革目标将特别放在改善国家之间和国家内部的卫生服务覆盖面方面。

基本医疗卫生服务消费是一种私人消费，这一消费的内容和范围主要由消费者个人自己选择。但尊重个人选择不意味着私人医疗消费完全由个人付费。因为医疗服务的价格对个人医疗消费的影响是很大的。一些学者的研究表明，低收入人群对医疗服务的需求价格弹性比高收入人群高，也就是说低收入人群对医疗卫生服务的需求更容易受到价格的影响（徐光毅等，2011；谭涛等，2014）。一些学者对农村卫生服务状况的研究表明，农村居民缺乏医疗卫生服务可及性的情况仍然相当程度的存在，有很多农民看不起病，而医疗卫生服务费用的增长和农民直接支付费用是其主要原因（卢洪友，2012；孟庆跃，2012；王莹，2013；袁涛与仇雨临，2016）。

总的来看，近年来关于城乡医疗卫生服务均等化的研究成果数量上有所增加，学术水平也有明显提高，但仍然存在许多改进之处：一是缺少城乡医疗卫生服务均等化机理分析的研究成果，对城乡医疗卫生服务均等化的标准及内涵缺乏界定，城乡医疗卫生服务均等化的指标体系也未形成，对城乡医疗卫生服务均等化的经验借鉴的研究比较少。二是缺少把城乡纳入一个分析框架进行定量分析的研究。三是利用全国层面的微观数据和典型调查数据进行结合研究的也较少。

1.3　本书的研究框架

本书首先从概念上对基本医疗卫生服务及均等化进行阐述，进一步从经济学和社会学两个方面的理论基础上证明基本医疗卫生服务均等化的必要性。在进行相关理论论证的基础上，通过实证调查发现我国当前医疗卫生服务均等化的现状，并对其成因进行深入分析，在找到原因的基础上寻找解决对策。医疗卫生服务市场自身存在的市场失效表明完全依靠市场解决医疗资源的配置，其结果是不公平、不合理的，因此实现医疗卫生服务的均等化必须要借助于政府的各种公共政策，包括财政支出手段、医疗制度设计、医疗保险制度配合，等等。本书的研究试图在理论和实证分析的基础上就政府实现基本医疗卫生服务均等化的财政政策设计和完善方面提出适用的建议，全书主要包括六章内容。

第1章是前言部分，对本项目的研究背景、研究意义、国内外研究综述及研究方法等做了简要介绍。

第2章是关于基本医疗卫生服务均等化的概念界定及理论基础，在对基本医疗卫生服务及其均等化的相关概念做了明晰和界定之后，从经济学原理和社会学原理两个方面，介绍了与基本医疗卫生服务均等化相关的理论基础。经济学原理主要从公共经济学、福利经济学、卫生经济学及人力资本理论等方面阐述了基本医疗卫生服务均等化存在的基础和意义；社会学原理主要从社会学及社会公平理论着手剖析了基本医疗卫生服务均等化存在的必要性。

第 3 章是关于我国基本医疗卫生服务均等化现状的实证分析。对我国当前医疗卫生服务不均等的现状做了数据收集和统计分析，选用人均医疗保健支出、千人拥有医疗设施和技术人员数为基本指标，对我国不同地区在这些指标上存在的差异做了平均水平分析、偏离度分析和泰勒指数分析，并对城乡之间在医疗经费、医疗设施、技术人员及医疗卫生服务可及性等方面存在的差异做了详尽细致的分析。

第 4 章是实现我国基本医疗卫生服务均等化的约束条件分析。从经济发展水平、经济体制、医疗卫生体制及医疗保险体制等各方面剖析了我国基本医疗卫生服务当前未实现均等的制约条件。

第 5 章是国际经验和借鉴。主要选择以美国、西欧等发达国家为例，介绍了他们为实现本国基本医疗卫生服务均等化所实施的公共政策措施，在对各国运行实践进行总结的基础上提出可供我国借鉴的经验和教训。

第 6 章是财政政策建议。从政府职能定位、医疗卫生体系、促进医疗卫生服务可及性、医疗保障体系及财政政策等多角度提出了实现我国基本医疗卫生服务均等化的财政政策建议。

第2章 理论基础

2.1 基本医疗卫生服务均等化的概念

2.1.1 基本医疗卫生服务的概念及特性

基本医疗卫生服务是指为保障居民基本生命健康权利而开展的疾病诊疗服务。有的学者认为，基本医疗卫生服务属于私人产品，如阿特金森和斯蒂格利茨（1992）、亚历山大（Alexander，2006）、顾昕（2006）等；有的学者，如阿耶·L. 希尔曼（2006）、葛延风（2012）、高培勇（2015）等则认为基本医疗卫生服务更多具有公共品或准公共品的性质。

即使基本医疗卫生服务属于私人产品，以下原因决定任由市场调节医疗卫生服务市场会导致非常不均等的现象。首先，医疗卫生服务市场不完全信息、道德风险等市场失效的存在，很容易导致低收入群体因医疗卫生服务产品价格偏高而无法获得最基本的医疗保障，导致生命或健康受到威胁；其次，从社会公平的角度讲，居民应有权利获得同等的生命和健康机会，而市场机制导致的医疗资源配置会处于极度不平均状况，加之医疗卫生服务本身需求弹性比较大，收入高的个人可能过量消费医疗卫生服务，收入低的个人可能会长期处于消费不足，影响到身体健康状况；最后，从人力资本积累的角度看，许多经济学家的理论和实证研究中健康被看作是人力资本的一个组成部分，是经济发展的一个推动因素，健康状况对经济增长具有促进作用。如果一个国家卫生部门的绩效非常差，那么一个国家的经济增长也将逐渐消失。国内也有学者研究发现人口预期寿命等健康指标与 GDP 增长有明显的相关关系（张琼，2012；李红霞，2014；顾昕等，2014；李艳丽等，2015）。

2.1.2　基本医疗卫生服务均等化的概念

关于基本医疗卫生服务均等化，有的学者提出按需分配论，即如果最需要医疗卫生资源的人在医疗保健服务中得到最多利益，在最大化健康所得的效率目标下，平等与效率就可兼顾。还有人提出应得与可获得公平论，应得公平指与需求相关的公平，可获得公平指服务可获得性的公平，具体讲，医疗卫生资源分配应尽可能偏向低收入者或急切需要医疗卫生服务的人群。

国内较趋同的基本医疗卫生服务均等化的概念，是指全体公民享受基本医疗卫生服务的机会相等，结果大体相同，并将基本医疗卫生服务的差距控制在社会可承受的范围内。

鉴于医疗卫生服务市场的不确定性和不完全性，以及医疗资源的有限性，完全依赖市场机制分配医疗资源势必会导致不公平的结果，特定人群的利益得不到保障。因此，实现基本医疗卫生服务均等化成为政府公共政策的目标之一，必须由政府介入，通过合理的制度设计和政策导向达到基本医疗卫生服务的均等化。正如斯蒂格利茨（2002）所说"政府在医疗保健中起作用的一个主要原因与效率无关，即使市场完美有效，仍有人担心非常穷的人得不到充分的医疗保健"[1]，基本医疗保健是人的生存权和健康权，保证人人享有基本的医疗卫生服务是社会公平的重要体现。

2.1.3　基本医疗卫生服务均等化的衡量指标

如何衡量医疗卫生服务的均等化，即用什么标准作为衡量均等化的指标一直是大家争论的焦点问题之一。经常被人们使用的衡量医疗

---

[1]　约瑟夫·E. 斯蒂格利茨：《公共部门经济学》，中国人民大学出版社 2005 年版。

卫生服务均等化的标准有五个。第一个是价值，即谁应该获得医疗卫生服务。第二个是对社会的贡献，这一标准是考虑为社会最多的人提供最多的产品。第三个是供求，即在资源配置中强调消费者的自由选择权。但在医疗卫生服务市场上消费者对医疗产品没有选择权，购买什么产品和服务是医生决定的，而不是消费者。当病人生病时，他们对自己应该需要的产品和服务的信息是很少的。第四个是需要，基本需要实际上构成了比上述三个标准更合适的医疗资源分配基础。第五个是相似的案例相似的待遇，种族、收入或个人是否被医疗补助计划（Medicaid）或私人医疗保险覆盖不能成为决定个人接受不同医疗卫生服务的原因。

对我国而言，经济发展人均收入水平以及庞大的人口基数使得我们近期考虑的主要目标应该是基本的医疗卫生服务的均等化。如何界定基本的医疗卫生服务均等化指标是研究的基础，本课题将以人口，不论收入、职业或居住地通向医疗卫生服务的渠道均等，或称可及性均等作为基本目标和衡量指标。

影响基本医疗卫生服务可及性的因素有很多方面，诸如医疗卫生服务的价格、个人收入状况、政府公共卫生设施状况及政府基本医疗卫生支出水平等。基本医疗卫生服务消费是一种私人消费，这一消费的内容和范围主要由消费者个人自己选择。但尊重个人选择不意味着私人医疗消费完全由个人付费。因为医疗卫生服务的价格对个人医疗消费的影响是很大的。2000 年一项对中国城市居民的研究发现，低收入人群对医疗卫生服务的需求价格弹性比高收入人群的高，也就是说低收入人群对医疗卫生服务的需求更容易受到价格的影响（Mocan & Tekin et al. , 2000）。根据海闻等人对于农村卫生的一项研究，农村居民缺乏医疗卫生服务的可及性的情况仍然相当程度的存在，有很多农民看不起病，而医疗卫生服务费用的增长和农民直接支付费用是其主要原因。

从我国当前基本医疗卫生服务可及性现状看，不均等还是在很多领域存在着。比如医疗资源的使用、居民医疗费用支出、政府公共卫生支出等各项指标在不同地区之间，农村与城市之间以及不同经济社会状况的个人之间都存在不小的差异。说明个人通往健康的渠道还有很大差别，基本医疗卫生服务还存在不均等。

29

2.2 基本医疗卫生服务均等化的
经济学原理

2.2.1 公共经济学对医疗卫生服务均等化的分析

公共部门经济学（Economics of the Public Sector）也被称为政府经济学、公共经济学，西方经济学把所有经济主体分为两大类：公共部门、私人部门，前者是指政府及其附属机构，后者是指企业和家庭。无论是政府还是企业和家庭，都以各自的方式参与国民经济的运行，影响着国民经济的发展。从传统意义讲，在自由的不受管制的市场中，个人和企业追求各自利益的最大化，从而实现整个社会的福利最大化。而在现实世界中并没有实现理论预期的结果，因为市场参与者的信息不对称、公共物品、垄断以及外部性等问题，常常导致市场失灵，对人们的利益造成损害。所以，在经济运行过程中，政府和其他机构必须运用财政手段对市场进行干预，弥补市场的失灵与不足，以保证市场的正常运作。在市场经济的作用下，政府的作用主要表现在提供公共服务、维护市场秩序、影响收入分配、优化资源配置、稳定宏观经济等。医疗卫生服务市场作为特殊的市场也存在市场失灵等问题。

1. 信息的不对称

与普通消费者购买商品不同，病人看病购买的是医生的知识和信息，由于医患双方拥有不同的信息，医生经过专业的培训具有专业的知识，能诊断各种症状，而作为病人的消费者，不具备专业技能，只能听从医生的建议，选择相适应的医疗卫生服务，因此，病人必须依赖医生的决定。为更好地理解医患双方的信息不对称，先讨论保险市场中保险公司与投保人之间存在的信息问题。首先，道德风险，即从事经济活动的人在最大限度地增进自身效用的同时做出不利于他人的行动。在保险市场中，道德风险指当风险导致卫生服务的边际成本下降时，对服务的使用需求增加。斯蒂格利茨在研究保险市场时，发现了一个经典的例子：美国一所大学学生自行车被盗比率约为 10%，有几个有经营头脑的学生发起了一个对自行车的保险，保费为保险标的的 15%，按常理，这几个有经营头脑的学生应获得 5% 左右的利润，但该保险运作一段时间后，这几个学生发现自行车被盗比率迅速提高到 15% 以上，其主要原因是当自行车投保后，学生们对自行车安全防范措施明显减少。在这个例子中，投保的学生由于不完全承担自行车被盗的风险后果，因而采取了对自行车安全防范的不作为的行为，而这种不作为的行为，就是道德风险。可以说，只要市场经济存在，道德风险就不可避免。其次，逆向选择，即由于制度安排不合理所造成市场资源配置效率扭曲的现象，而不是任何一个市场参与方的事前选择。如保险公司在实际的运营过程中不能完全区分高风险和低风险的客户，那么对那些起火可能性极大的房屋和不太可能起火的房屋，对他们收取同样高的保险费，这只会吸引风险较大的客户，而那些风险较小的客户很可能就不买保险了，而过多的高风险客户就使保险公司利润下降甚至负债，所以保险公司要进行"干预"，他们限制保险额度，对每个人都不给足他想要的偿付额，使他们有安装防火装置和采取其他预防措施的动机。保险公司为了实现自身利益最大化而作出的保险组合被称为挑樱桃（Cherry Picking）或者撇奶油（Cream Skimming）。[①]

2. 有限的竞争

在竞争条件下，企业把产量定在帕累托效率水平上，把价格定在等于生产的边际成本上，使边际收益等于边际成本，实现帕累托最优，而不完全竞争减少了竞争的有效性，导致经济的低效率。在医疗卫生服务市场中，由于信息的不对称，病人在找医生看病的时候，不能客观地得到自己需要的信息，医生也很难通过价格的变化使自己处于竞争的有利地位，因为如果某医生相比其竞争者的价格低，说明他的需求小，这个医生不是好医生；另外，在现实中存在的医疗卫生服务的异质性、医疗界的惯例（医生不允许做广告）以及医疗资源的有限性，使由不完全信息导致的有限竞争更加复杂。

---

① 约瑟夫·E. 斯蒂格利茨：《公共部门经济学》，中国人民大学出版社 2005 年版。

3. 公共物品

在市场经济条件下，由于社会成员之间自身条件、劳动能力和参与市场竞争能力的不同，不同的人会处在社会的不同阶层，相互之间会产生差别，这种收入差别如果得不到及时调节，就会导致社会矛盾激化，不利于社会的稳定。医疗卫生服务作为社会保障的重要组成部分，在降低社会成员面临疾病风险发生概率、保障患病群体得到及时治疗、尽快恢复健康、维护家庭和社会稳定方面发挥了重要作用，具有公共物品的一般属性。简言之，公共物品是可以供社会成员共同享用的物品，具有非竞争性和非排他性的特点，前者是指某人对公共物品的消费并不会影响别人同时消费该产品及其从中获得的效用，后者是指某人在消费一种公共物品时，不能排除其他人消费这一物品，或者排除的成本很高。由于公共物品的特殊属性，与之相关的市场失灵有两种基本形式：供给不足和消费不足，如果公共物品在供给过程中没有排他，市场机制决定的公共物品的供给量远远小于帕累托最优状态，导致供给不足，如果非竞争性的公共产品，排他不可取，则会导致消费不足。既然市场机制在提供公共物品方面是失灵的，政府就必须介入，干预公共物品的供给，但这并不等于政府生产所有的公共物品，更不等于政府完全取代公共物品的市场，政府可以通过直接生产公共物品来实现，也可以通过某种方式委托私人企业的间接生产方式来实现；政府在干预公共物品的分配方面可通过采取使用费、统一供给、排队等方式，保证公共物品的供给效率。

4. 外部性

丹尼尔·F. 史普博将外部性定义为，"某种外部性是指在两个当事人缺乏任何相关的经济交易的情况下，由一个当事人向另一个当事人所提供的物品束"。斯蒂格利茨认为，"如果个人或企业从事的行为对另一个人或企业有影响，后者并没有因此付费或收费，那么称外部性存在"。按萨缪尔森的理解，"生产和消费过程中当有人被强加了非自愿的成本或利润时，外部性就会产生，更为精确地说，外部性是一个经济机构对他人福利施加的一种未在市场交易中反映出来的影响"。外部性分为正外部性（Positive Externality）和负外部性（Negative Externality），正外部性是某个经济行为个体的活动使他人或社会受益，而受益者无须为此花费或付出代价，如在医疗消费中的正外部性，如果某人去注射了甲流疫苗，这种消费不仅对于他自己有好处，对他周围的人也有一定的好处，不仅使自己患病的概率降低，也使其他人接触到病毒的传染源减少；负外部性是某个经济行为个体的活动使他人或社会受损，而造成外部不经济的人却没有为此承担成本，如医疗消费产生的医疗垃圾，可能会一定程度上污染环境，对其他人产生不利影响。由于外部性问题的存在，对于负外部性的产品会过度生产，而正外部性的产品会供给不足，也就是说，市场机制不能达到社会资源的优化配置，对外部性问题无能为力。既然市场机制本身不能自动实现帕累托效率，就需要采取某种方法对市场机制的运行过程加以管制。公共部门解决外部性的方法可分为两大类：基于市场的解决办法（Market-based Solution）和直接管制（Direct Regulation）①。前者通过影响激励来保证经济有效的产出，对负的外部性征收税负，如庇古税（Pigouvian Tax），对正的外部性给予补贴，征税可以抑制产生负的外部性的经济活动，而补贴可以激励产生正的外部性的经济活动；而后者是通过制定相应的法律制度，规定行业的标准以及奖惩措施，规范社会的经济活动。

　　通过以上的分析可知，在医疗卫生服务市场中，由于信息不对称、公共物品、外部性等问题的存在，单纯的市场行为不能实现资源的优化配置，需要政府进行宏观调控。另外，以下原因也说明政府干预的必要性，一是由于市场调节是一种事后调节，从价格形成、信号反馈到产品产出存在一定的滞后，因而会造成经济波动。特别是那些生产周期较长、生产期间规模不能改变的产业部门，如农业部门，其供需难以通过市场调节达到均衡，为了减轻经济波动，需要政府在中长期预测的基础上制定宏观经济规划，为微观决策提供指导；二是垄断问题，在规模经济效应显著的行业，市场有产生垄断的倾向，而垄断妨碍竞争和效率，因此，反垄断、保护公平竞争是政府的重要职责；三是社会分配问题，公正的收入分配是社会经济稳健运行的必要条件，但市场以效率优先，容易忽视公平，难以有效地解决收入分配问题，因此需要政府的调节；四是当经济出现危机时，靠市场自身的力量虽然也可能恢复，但往往用

----

　　① 　约瑟夫·E. 斯蒂格利茨：《公共部门经济学》，中国人民大学出版社 2005 年版。

时太长，导致经济波动过大，影响社会稳定，需要政府总揽全局，进行必要干预。

5. 不确定性

在医疗保健领域，产品质量的不确定性可能比其他任何重要商品都要严重。疾病的痊愈就像疾病的发生一样不可预测。对于大多数商品来说，从自己或他人的经验中学习的可能性很大，因为有足够多的反复试验。如果病情严重时，这种学习一般是不可能的；由缺乏经验导致的不确定性加大了预测的难度。而且，对于重病的医疗保健来说，以效用变化来衡量的不确定性程度，当然要高于房产或者汽车的不确定性程度，尽管后者也不是经常性的支出项目，因此也可能存在相当大的不确定性。

此外，医疗保健还有一种特殊性质的不确定性，即对交易双方来说，不确定性有很大的差异。由于医疗知识非常复杂，医生对治疗结果和治疗可能性掌握的信息必然大大超过患者，或者至少医患双方是这样认为的。更进一步说，双方都认识到这种信息的不对称，而且这种认识扭曲了他们之间的关系。

2.2.2 卫生经济学对医疗卫生服务均等化的分析

卫生经济学（Health Economics），是一门新兴的边缘学科，属于部门经济学的范畴，也是一门应用科学，主要研究卫生服务、人民健康与社会经济发展之间的相互制约关系、卫生领域内的经济关系和经济资源的合理使用，以揭示卫生领域内经济规律发生作用的范围、形式和特点的学科。1958 年，美国学者默希金在华盛顿出版的《公共卫生报告》上发表了题为《卫生经济学定义》的论文，第一次提出"卫生经济学"，明确提出卫生经济学的定义是"研究健康投资的最优使用的科学"。

许多医学史学者一致认为，医生所提供的医疗卫生服务对人口死亡率的下降所起的作用很小，甚至可以忽略不计。其中托马斯·麦基翁（Thomas McKeown，1976）与 1750 年至今英格兰和威尔士人口急剧增长的调查研究工作相呼应，他认为，公共卫生所起的作用要小于人们营养状况的改善，不是死亡率下降的主要原因，尽管公共卫生对许多疾病有治疗效果，但仅限于饮水或饮食方面，而对于限制空气中传播的疾病有一定的局限性。维克托·福克斯对婴儿的死亡率在近代的变化模式做了清晰的解释："医疗进步与人们生活水平的提高同时导致了婴儿死亡率的下降"。伍兹和欣德（Woods and Hinder, 1987）的研究证明了医疗保健与死亡率无关。罗伯特·福格尔（Robert Fogel, 1986）在其书中指出，人口死亡率在历史上的下降中 40% 是由于营养状况的改善。巴巴拉·沃尔夫（Barbara Wolfe, 1986）阐明了生活方式与环境对人体健康的重要性。

卫生经济学的萌芽始于社会大生产出现后的资本主义社会，作为一门学科是在 20 世纪 50 ~ 60 年代形成和发展起来的，其产生及发展有深刻的历史社会原因：第一，社会化大生产和科学技术的迅速发展带来社会巨大的变革，为使劳动者的权益得到更好的保障，必然要求扩大卫生事业的规模，增加卫生事业的投入，因此医疗卫生服务逐渐实现了商品化，来满足不同人群的需要；第二，卫生费用的急剧增长，由于医学科研技术水平的迅速提高，诊疗手段和卫生设施、设备的现代化、人口的老龄化、慢性病的剧增和人们对医疗保健需求水平的提高等原因，造成医疗卫生费用的大量增加。

卫生经济学能够分析和解决卫生管理体制上存在的弊病，减少卫生资源的浪费，实现社会资源的优化配置。在经济学的理论中，需求是指消费者在一定时期内在各种可能的价格水平愿意而且能够购买的该商品的数量，因此，医疗卫生服务的需求就是指在一定的社会时期，作为病人的消费者，根据自身的经济能力在一定的医疗卫生服务价格下，愿意消费的医疗卫生服务的数量。一方面表现在人们有利用卫生服务（医疗、预防、保健、康复等）来解决自身健康问题的愿望，另一方面表现在人们必须具备相应的支付能力，即有购买意愿且有购买能力。

1. 影响卫生服务需求的因素

个人的医疗卫生服务需求有一个最明显的特征，即它不像食物或衣服的需求那样稳定，而是不规则的和不可预测的。除了预防性服务外，医疗卫生服务只有在疾病发生时才能给人带来满足，这一点不同于普通商品。

影响卫生服务需求的因素有许多，其中价格、收入、时间价格和共同支付保险率起着重要的作用，上升的价格和共同保险率会降低对卫生保健服务的需求，上升的收入会增加对卫生保健服务的需求，经济因素虽然不是消费者考虑的主要因素，但也起着非常重要的作用。

（1）一般经济因素。一般经济因素，如收入、医疗价格、预期、储蓄、个人偏好等影响着个人对医疗卫生服务的需求。经济收入水平决定着人们的支付能力，它不仅影响消费需求的总额，也影响消费需求的构成。当居民的经济收入较少时，基本的物质资料生活需要尚不能得到满足，除了急救性的医疗卫生服务消费之外，其他的医疗卫生服务则由于支付能力所限常常被推迟或自我抑制；相反，当经济收入水平能够满足基本的物质需要，且有一定的剩余时，对医疗卫生服务的需求不但在总量上会有所增加，对服务的质量和项目也会有更高的要求。价格与医疗卫生服务的需求也有密切的关系，由于卫生服务需求有其自身的特殊性，使其需要的内容和数量具有不可替代的刚性，也使不同的卫生服务需求对价格的变动作出的反映程度不完全一样，因此，正确的认识价格与需求之间的内在联系，对制定医疗卫生服务价格政策，正确发挥价格杠杆对卫生服务需求的调节作用，具有重要的现实意义。

（2）人口社会文化因素。卫生服务需求的主体是人，而自然人群中存在着一定水平的患病率，虽然现代的医疗技术能降低患病率，但毕竟无法消除到零。在一定的患病率下，人口的基数越大，患者人数就越多，即客观的需求越多，转化成现实的需求也就越多。另外，人口的年龄结构不同，对卫生服务的需求是有差别的，在一般情况下，老年人和婴幼儿对卫生服务的需求要比青壮年更多，尤其我国人口构成正快速向老年型迈进，卫生服务的需求也会有较大的增长。在文化因素方面，一般来说，未受过教育或文化水平低的个人和家庭，由于缺乏健康和卫生保健知识，容易养成有损健康的不良的生活方式和习惯，甚至对自身所患的疾病采取"信神不信医"的态度；相反，对于受过良好教育的个人和家庭，自我保健和自助医疗的水平较高，懂得治疗的重要性，乐于为防治疾病付出必要的费用，也就具有较高的卫生需求。

（3）时间价值。消费者的时间也是影响消费者购买卫生服务商品的一个重要因素，消费者的时间可以被认为是对生产货物和劳务的投入，因此具有机会成本。当人们的收入达到一定的水平时，价格对个人的影响就会降低，而更注重时间的节约，所以在收费标准、技术水平、服务质量等方面都基本相同时，距离居民工作、生活越近、就医时间越少的服务网点，接待的就诊人数就越多，即由于时间的机会成本存在，卫生服务网点的布局对需求也有一定的影响。

医疗卫生服务作为一种特殊的商品，与一般商品相比较，其需求有其自身的特点：第一，需求的不确定性，人们对医疗卫生服务需求取决于自身的健康状况，因为疾病的发生具有不确定性、随机性。因此，人们对医疗卫生服务的需求也具有不确定性，个人很难预测自身何时生病；第二，需求的盲目性，当人们患病时，由于缺乏相应的专业知识，只能听从医生的建议，也就是病人无法控制医疗卫生服务的种类、数量和质量，只能被动地支付卫生服务费用；第三，需求的差异性，不同地区因饮食、气候环境等因素不同，疾病的发生也具有地域特点，对医疗卫生服务的需求也有相应的差别；第四，需求的发展性，随着经济条件的改善，医疗卫生服务的需求也在不断的发展，从贫困时期的"看病救命"的需求，发展到温饱时期的"有药有医"的需求，再到小康时期"健康长寿"的需求，需求的层次不断提高；第五，需求的相关性，个人的健康往往关系到一个家庭的利益，尤其家庭的主要劳动力，因为患者的健康直接影响家庭其他人员的幸福；第六，卫生服务利用的效益外在性，当卫生服务的供给者所提供的卫生服务对他人产生了有利的影响，而供给者未获取相应的补偿时，便产生了卫生服务生产的正的外部效应，相反，则会产生卫生服务供给的外部负效应；第七，卫生服务费用支付的多源性，当医疗费需要支付时，在供给者、消费者、保险机构、政府、企业之间存在相互博弈，共同支付医疗费用。

格罗斯曼（Grossman，1972a，1972b）用人力资本理论解释了对卫生和健康的需求。依据人力资本理论，个人必须在教育、培训和健康方面对自己投资以提高他们的收入。格罗斯曼说明了健康需求在许多方面与传统需求方式不同：一是消费者想要的不是医疗保健本身，而是健康。医疗保健需求是一种派生需求，它是由对用来生产健康的投入的需求所产生的。人们想要健康，他们需要投入以生产健康。二是消费者并非消极地从市场上购买卫生，相反，消费者还生产健康，除了购买医疗投入，他们还花费时间努力地改进健康。三是健康不止持续一个时期，它不会立刻贬值，所以可以被看作资本物品（Capital Goods）。四是卫生可以被看作既是一种消费品，也是一种投资品。作为一种消费品，卫生被人们需要是因为它可以使人们的身体感觉更舒适；作为一种投资品，卫生被人们需要是因为它增加了人们可以工作的健康的时间，从而获得收入。①

2. 影响卫生服务供给的因素

供给与需求是经济学中一对基本的概念，密不可分。经济学中的供给是指生产者在一定时期内在各种可能的价格下愿意而且能够提供出售的该种商品的数量，由此可知，医疗卫生服务的供给是指医疗卫生服务的提供者在一定的时期，在一定的价格或成本消耗水平上，愿意而且能够提供的卫生服务的数量，一方面表现在提供者根据自身的情况愿意出售相应的服务，另一方面表现在提供者有一定的供给能力，即有供给愿望和供给能力。

（1）卫生服务供给的特点。卫生服务供给与其他商品的供给一样，符合市场供给的法则，满足供给曲线，但作为一种特殊的商品，有其独有的特点：第一，技术性，卫生服务是一种专业性的技术服务，其提供者必须具备医学及其相关专业知识和技术能力，只有经过专业的医学教育与培训并取得资格证书，具备良好的技能和职业道德，才有资格从事卫生服务的生产和供给；第二，垄断性，医疗卫生服务的高度专业性和技术性决定医疗卫生服务的垄断性，因为其他人不能代替医疗工作者提供医疗卫生服务，但医疗卫生服务并非存在一个完整的垄断市场，在一定的地域范围内，不同的医生是可以相互替代的；第三，不确定性，对于患者而言，不同患者患同一种病可能有不同临床的表现，存在个体的差异性，而就疾病而言，同一种疾病在不同的人中会有不同的症状，因此在卫生服务的供给中必须及时满足需求，针对不同的状况提供不同的服务，否则可能产生严重的后果；第四，公益性，医疗卫生服务供给是向居民提供基本医疗卫生服务和非基本医疗卫生服务的生产过程，属于公共产品的范畴，具有非竞争性和非排他性，其宗旨是提高居民的健康水平，促进经济发展和社会进步；第五，及时性，医疗卫生服务不具备一般物质产品的特性，不能提前做好市场调查和预测供求变动情况，其生产行为和消费行为同时发生，提供医疗卫生服务的过程就是卫生服务

---

① 舍曼·弗兰德、艾伦·C. 古德曼、迈伦·斯坦诺：《卫生经济学》，中国人民大学出版社 2004 年版。

的过程。

从日常观察中可以清楚地发现，医疗保健服务出售者的期望行为不同于一般商人。这些期望行为之所以重要，是因为医疗保健属于产品和生产活动完全相同这类商品。对所有这类商品来说，消费者在消费之前完全无法检测商品，而且交易关系中还存在信任因素。但是，对医生的道德约束要比其他商品生产者例如理发师更加严格。医生应该以关注病人的福利为行动指南，而这种关注并不是人们期望普通商人应该有的行为。用帕森斯的话来说，就是存在一个"集体导向"，它使医疗卫生服务业有别于其他行业，对后者来说，参与者的自利是公认的准则。

对于医生的期望行为和典型商人的期望行为之间的差别程度，可以做如下几点说明：①医生之间几乎不存在广告和公开的价格竞争。②医生提出由自己或他人进行进一步治疗的建议被认为与自利完全无关。③医生至少可以宣称，治疗是根据病情需要确定的，而不受费用因素的限制。然而，实际的道德约束并不像理论描述的那样不容置疑，我们无法假设它对医疗领域的资源配置没有影响。各种形式的慈善治疗确实存在，原因在于人有权利充分享有医疗保健的传统。④人们将医生视为服务于法律或其他目的的专家，让他们证明当事人是否存在疾病和损伤。全社会都期望，医生看重的是正确地传达信息，而不是取悦病人。

（2）影响卫生服务供给的因素。在竞争理论中，一种商品的供给由生产这种商品的净收益决定，这里的净收益是相对于把生产该商品的资源用于其他地方可获得的收益而言的。医疗市场上的情况却与这一理论有几个重要的不同之处。

进入医疗行业受到执业许可的限制。执业许可当然会限制供给，从而增加医疗保健的成本。执业许可被看作是一种最低质量保证。第二个特征可能更加值得注意。今天医疗教育成本高，而且根据通常的数据，学生只承担很小的一部分。因此，对获得医疗教育的学生来说，其私人收益远远超过成本（然而，科研成本可能不恰当地记在教育头上，从而使原本就很明显的差异进一步扩大）。理论上，这种补贴会造成医疗卫生服务价格的下降，然而入学限制和学习期间的淘汰制抵消了这种价格下降。如果不考虑外国学校的毕业生，这些限制基本上会导致过量的执业许可。医疗保健供给的质量和数量受到社会非市场力量的强烈影响。

影响卫生服务出售愿望及供给能力的因素都会影响到卫生的供给，

一是卫生服务的价格。众所周知，如果某种商品的价格上升，生产者会投入更多的生产资源，从而增加供给量，相反，如果价格降低，生产者会将资源用于价格高的产品，以减少供给量。相比之下，卫生服务的需求量受价格的影响较小，因为医疗卫生事业具有一定的社会福利性，不能简单地追求利润的最大化，因此供给量的变动不会因价格的因素在短期内产生很大的变化；二是卫生技术人员的素质、数量及结构，一般情况下，卫生技术人员的素质、数量及结构与所提供的卫生服务数量和质量成正相关关系。但当卫生技术人员的数量超过实际的需求量时，就会出现医生过剩的现象，导致"诱导需求"的产生。诱导需求理论（Induced Demand Theory）是 20 世纪 70 年代首先由英国斯坦福大学的图克斯（Tuchs）教授和加拿大的 R. G. 伊文斯（R. G. Evans）教授研究提出的。该理论认为，医疗卫生服务市场有需方被动而供方垄断的特殊性，供方医生对卫生服务的利用具有决定作用，能左右消费者的选择。在这种病人对医学知识缺乏，而医生具有自身经济利益的服务中，医生既是顾问又是服务提供者，因此可以创造额外需求，即供方创造需求（Supply Create Demand）。三是政府的政策及医疗机构的管理，如果政府增加对医疗机构的税收，生产者的负担则加重，便会减少医疗卫生服务的供给量，反之则会增加。另外，医疗机构的计划、组织、领导、控制、协调工作越好，其医疗资源的使用效率就会越高，医疗卫生服务的有效供给就会越好。

通过对医疗市场的需求供给分析，得出实现医疗卫生资源的优化配置是一项复杂的系统工程，需要政府和社会有关方面的共同参与。现在我国的人均医疗资源相对匮乏，只有使卫生资源的分配达到最佳的功能和效益，才能保证最大限度地满足消费者的需求。

当前，中国卫生经济学研究的主要问题是：①卫生事业的经济性质和经济作用问题。包括医务劳动的性质、卫生事业与人民生活消费、卫生事业与劳动力再生产、卫生事业与社会主义福利、卫生事业中的商品关系等。②卫生事业的经济管理体制问题。主要是对原有管理体制进行分析，总结各种形式卫生经济责任制的经验，探讨进一步改革经济管理体制的方案和措施。③卫生保健制度的经济问题。探讨如何改进卫生保健基金的筹集、分配和使用的方式，调整和处理卫生领域中国家、集体、医务工作者个人和服务对象的经济关系，完善卫生保健制度，提高健康投资的社会经济效益。④卫生费用的构成和发展变化的趋势。卫生费用的来源、分配、使用、补偿以及合理使用问题。⑤价值规律在卫生领域发生作用的范围、形式和特点，医务价格的理论政策和医疗收费标准的制定。⑥卫生领域如何贯彻按劳分配原则，改革医务技术人员工资制度问题。⑦卫生技术经济分析，包括卫生经济资源的合理组织、卫生技术费用效益分析、卫生技术经济指标体系问题。⑧卫生事业的宏观经济管理和医院的经济管理，特别是医院的经济核算制问题。

2.2.3　福利经济学对医疗卫生服务均等化的分析

现代福利制度起源于 1942 年英国的《社会保险及相关服务》（Social Insurance and Allied Service），即《贝弗里奇报告》。贝弗里奇（William Beveridge，1879 ~ 1963 年）也因此获得了"福利国家之父"的称号。贝弗里奇报告分析了当时英国社会保障制度现状、问题，对以往社会提供的各种福利进行了反思，并系统地勾画了战后社会保障计划的宏伟蓝图，对战后英国福利社会的建设产生了巨大的影响。这个报告主张的社会福利可以被概括为"3U"思想：普享性原则（Universality），即社会保障应该满足全体居民不同的社会保障需求，所有居民不论其地位，都应被覆盖在体系之内；统一性原则（Unity），即社会保险的缴费标准、待遇支付和行政管理必须统一；均一性原则（Uniformity），即每一个受益人根据其需要获得相应的福利待遇，而不是收入状况等因素。福利经济学自产生之日起，就以调和个人或阶级之间的利益关系、提出经济政策，并以对政策与经济实践给予价值判断为目标①（厉以宁，1982），因此，福利经济学的基本思想和诸多命题对于医疗卫生服务均等化的理论研究都有基础性的理论指导意义。

1. 新旧福利经济学的基本思想

福利经济学产生于资本主义进入垄断阶段，一般认为，英国著名经济学家，剑桥学派的主要代表人物庇古是福利经济学的创始人。他以边沁的功利主义哲学为思想基础，以马歇尔的基数效用论和局部均衡论为

---

① 厉以宁：《西方福利经济学述评》，商务印书馆 1984 年版。

理论基础，提出了福利经济学学说并构建了福利经济学体系。他提出了福利、社会福利、经济福利等概念，并认为福利可以通过货币来衡量。由于同样的收入增加给穷人带来的边际效用要大于给富人带来的边际效用，因此将收入从富人手中转移到穷人手中会增加整个社会的福利，因此他提出"国民收入均等化"的观点，一是国民收入总量越大，社会经济福利就越大；二是国民收入分配越是均等化，社会经济福利也就越大。该命题在西方经济学学说史上首次将社会福利问题与国家干预收入分配问题结合起来研究，这项开创性的工作对公共服务均等化的研究起到了基础性的影响（于树一，2007）[1]。为了实现社会福利最大化，需要政府的干预，政府应该向富人征收更多的税收，并通过转移支付的方式转给穷人。意大利经济学家帕累托也对福利经济学的发展做出了贡献，他最先提出帕累托最优（1908）的概念，此后这一概念成为经济学谈论效率的标准（Stiglitz，2002）。根据他提出的帕累托最优概念，对社会资源进行如下调整可以增加整个社会的福利：一是使得每个社会成员境况变好；二是在没有使任何一个人的境况变坏的前提下使某些人变好。在福利经济学的发展中另一个重要人物是阿马蒂亚·森，他被认为是经济学界道德与良知开始回归的象征，被称作"经济学界的良心"。他长期致力于社会最贫困人口的福利问题研究，主张政府在追求经济增长的同时要注意改善贫富悬殊的不平等现象。新福利经济学用帕累托解释社会福利问题，帕累托最优，即最大偏好状态是：在那种状态，任何微小的改变，除了某些人的偏好依然不变外，不可能使所有人的偏好全增加（厉以宁等，1982）。但帕累托最优假设具有一定的局限性，因为它无法对政府再分配方面的有效性进行评价，如再分配过程中包含的公平问题，分配的不公必然严重影响效率，因此，帕累托最优作为医疗卫生服务的评价标准缺乏说服力，因而新福利经济学提出了补偿原则。补偿原则的基本思想是：国家的任何政策变动都会导致市场的变动，如价格、供给、需求等，必然使有些人受益，而使有些人受损，如果一些社会成员的状况改善补偿了其他社会成员的状况的恶化，且补偿后还有剩余，那么说明社会成员的福利增加。补偿原则认为，要获得社会最优状态，实现资源利用效率的最大化，必然在帕累托最优的基础上

---

① 于树一：《公共服务均等化的理论基础探析》，载于《财政研究》2007 年第 7 期。

引入公平的价值判断，采取实际的再分配补偿措施，为医疗卫生服务均等化提供了坚实的理论基础。一方面，政府提高财政支出或用于公共服务的国民收入比例，可以提高政府对个人的横向均等化程度，保证每位公民的权利；另一方面，提高中央政府对各地方政府的财政转移支付，尤其是落后、财政紧张的地区，用于补偿因资源和制度的缺失或失效而导致的收入水平较低等问题，可以提高地方政府的财政能力，为实现医疗卫生服务横向均等化提供财力基础。具体而言，因城乡经济发展差距、制度设计差异而引起的公共服务差距需要政府通过公共支出来弥补。

2. 社会福利函数

将社会福利函数与医疗卫生服务均等化联系起来，为我们研究提供了更开阔的思路和指导。米商（1963）认为社会福利是社会中各个人所购买的货物和所提供的生产要素以及任何其他有关变量的函数。柏格森（1963）认为社会福利函数的数值，取决于所有影响福利的变量，如所有家庭消费的每一种货物的数量，所有的个人的每一种投资的数量，所有从事每一种行业的劳动数量等，即社会福利函数是社会所有个人的效用水平的函数[①]。关于对社会福利函数的衡量，功利主义（Utili-tarianisms）和罗斯主义（Rawsianism）提出了不同的观点。功利主义认为衡量社会福利的标准是社会全体成员个别福利的总和，能增加社会总福利的措施是可取的，否则是不可取的。这种观点没有考虑富人和穷人边际效用的差别，只要能增加社会总福利，不管社会收入差距是否会被加大，政策都是可取的。而罗斯主义认为社会福利是以社会上最穷的个人的福利为衡量标准的。富人增加 1000 美元，而社会上最穷的个人福利没有增加，整个社会福利也不会增加；即使社会上最穷的个人的福利仅增加了 1 美元，社会福利也会增加，简单地讲，穷人的社会福利增加了，社会福利才会增加。罗斯主义更关注社会上穷人的利益，认为政府的政策应考虑到收入分配的差距，特别要照顾到贫困人口的生活问题。

社会福利函数理论认为帕累托效率状态不是唯一的，要想达到帕累

---

① 厉以宁：《西方福利经济学述评》，商务印书馆 1984 年版。

托最优状态，就要使福利在个人之间进行合理的分配，其中，帕累托效率是实现最优福利的必要条件，合理的分配是实现最优福利的充要条件。因此，社会福利函数理论为实施医疗卫生服务的均等化提供了重要的理论依据。但在现实生活中，由于各方面的利益，不存在完全竞争性市场，如萨缪尔森（Paul A. Samuelson）认为："现实中存在着许多情况，使市场达不到完全竞争的状态"。也就不能达到帕累托最优状态。因此，次优理论（Theory of Second Best）就应运而生。经济学家李普西（R. G. Lipsey）和兰卡斯特（K. Lancaster）总结了前人的理论成果，进行了系统的分析，创立了次优理论，内容是：如果在一般均衡体系中存在着某些情况，使得帕累托最优的某个条件不能实现，那么即使其他所有帕累托最优条件得到满足，结果也未见得是令人满意的，换句话说，假设帕累托最优所要求的一系列条件中有某些条件没有得到满足，那么，帕累托最优状态只有在清除了所有这些得不到满足的条件之后才能达到。但由于次优理论要求的信息充分条件难以满足，因此，黄有光（1990）提出了适应信息不充分条件的第三优理论，即在具体情况下，应以效率优先，平等的目标由整体的平等政策来实现，力求实现社会福利的最大化。

由此可知，在现实的经济运行中，必须结合实际情况具体问题具体分析，在不同的经济发展阶段、不同的地区、针对不同的服务群体，推行不同程度的医疗卫生服务，逐步实现医疗卫生服务的均等化，坚持医疗卫生服务的广覆盖、多层次、可持续的方针，力求提高医疗卫生服务的均等化的水平和标准。

3. 福利国家

在福利经济学的影响下，各国在"二战"后纷纷建立起了福利国家（Welfare State）。尼古拉斯·巴尔（2003）认为福利国家的目标主要有：一是效率，包括宏观效率，指 GDP 中的一部分专用于社会福利，政策应尽量避免可能造成的费用扩大；微观效率，指政策应保证国家在不同类型的现金津贴和实物津贴之间做出有效的分配；激励作用，指源于公共筹资的国家福利制度，其财政和福利给付结构应以实现劳动力供给、就业和储蓄的优化为目标。二是维持生活水平，也包括三部分，贫困救济，指实现任何人或家庭的生活水平高于生活最低标准，政策的目标应当是消灭贫困或降低贫困程度；社会保险，目的是使人们在面对突发事件时，能够尽可能地维持其原有的生活水平；收入平稳，目的是使个人能在其一生当中实现消费的合理再分配。三是减少不公，包括横向公平和纵向公平。横向公平指福利的给付应考虑领取者的年龄、家庭规模等因素而区别对待；纵向公平指应对低收入者或家庭进行收入的再分配。四是社会融合，这一目标主要是从社会公平的角度来考虑的，政府在提供现金津贴和卫生保健时应尽量维护受益人的个人尊严，并以促进社会团结为目标。在福利国家建立的过程中，各国在"二战"后大规模地实施社会保险，以国家为主体，建立起了养老、医疗、失业、生育、社会救济等广泛的"从摇篮到坟墓"社会保险制度。德国学者施密特（Schmidt）认为福利国家的基本特征主要有：一是这个国家有一个集全面性、国家性、集体性、义务性为一身的社会保险计划，以应对工业社会里个人遭遇的不幸与缺憾；二是充分参与社会保险制度的人口在全社会总人口中所占的比重一般接近 90%；三是依靠或主要依靠福利国家生活的成年人口在社会总人口中的比重应达到一定比例；四是用于社会政策的公共支出总数在国内生产总值中所占的比重要达到一定比例。德国新历史学派古斯塔夫·冯·施穆勒（Gustav von Schmoller，1838～1917）、布伦坦诺（Brentano）提出福利国家理论，强调国家的经济作用，认为国家除了维护社会秩序和国家安全之外，还具有文化和福利的目的，应该由国家兴办一部分公共事业来改善国民的生活。比如，实行社会保障、发展义务教育、改善环境等，从而改变了传统的认为国家的责任就是维护社会秩序和国家安全，而不干预经济的观念。对于国家来说，福利国家就是应该举办一些相关的公共福利事业，调剂再分配渠道，以缓和协调阶级矛盾。[①]

2.2.4　人力资本理论对医疗卫生服务均等化的分析

人力资本管理（Human Capital Management，HCM）理论最早起源于经济学研究。欧·费雪从抽象和数学的角度，得出了人无疑是资本的结论，并在 1906 年出版的《资本的性质和收入》一书中首次提出人力

---

① 顾俊礼、田德文：《福利国家论析——以欧洲为背景的比较研究》，经济管理出版社 2002 年版。

资本的概念，并将其纳入经济分析的理论框架中。美国经济学家沃尔什（J. R. Walsh），在1935年出版的《人力资本观》一书中，首次对人力资本概念做出了正式阐释，并通过个人教育费用和个人收益相比较计算了教育的经济效益。舒尔茨于1960年在美国经济学年会上发表了题为《人力资本投资》的演讲，对"人力资本理论"进行了系统论述，不仅明确提出了人力资本概念，而且论述人力资本的性质、人力资本投资内容与途径、人力资本在经济增长中的关键作用等人力资本理论的基本原理和政策意义，进而引发了人力资本理论的研究。① 逐渐使人力资本形成了理论体系，成为经济学的新的分支，因此，舒尔茨被称为"人力资本之父"。

西奥多·舒尔茨（Theodore Schultz，1902－1998），美国经济学家，1979年因其在研究农业以及整个经济的发展方面做出的突出贡献，特别是对发展中国家的经济问题所作的首创性研究，荣获诺贝尔经济学奖。他认为："改善人口素质的投资能够极大地促进经济繁荣和提高穷人的福利。"并从不同的角度给人力资本下定义，其要点是：第一，人力资本体现在人的身上，表现为人的知识、技能、经验和技术熟练程度等，总之表现为人的能力和素质。第二，人力资本，即人的能力和素质，是通过人力投资而获得的。人力投资的投资主要有四个方面：①用于教育和职业训练的费用；②用于医疗保健的费用；③用于寻找更好的职业而进行流动和迁移的费用；④用于从国外迁入的移民费用。第三，在人的素质既定的情况下，人力资本可表现为从事劳动的总人数及劳动力市场上的总的工作时间。第四，作为一种资本形式，个人及社会对其所进行的投资都必然会产生收益。另外，舒尔茨认为，研究经济增长问题和经济发展的动力，有必要建立一种总括的资本概念，即将传统上仅仅考虑有形物质资本的概念中涵盖了人力资本概念。人力资本和物质资本都具有资本的属性，同时又有异质性。西方经济发展的实践已经证明，人力资本投资的收益率要高于物质资本的投资收益率。因此，重视和加强人力资本的投资，注重提高人口质量，便是一国经济发展的关键。在这种理论的基础上，舒尔茨特别强调教育和医疗保健等可以提高人口素质的活动在各种社会活动中的重要地位。还通过对人力资本和物质资本投

---

① 朱必祥：《人力资本理论与方法》，中国经济出版社2005年版。

资收益率差距的分析，进一步指出，由于人力资本的增长较快，导致了国民收入中来源于劳动收入份额的上升和来源于财产收入的份额的相应下降，从而使社会各阶层的收入趋于"均等化"。①

由以上人力资本的理论得知：医疗保健事业是一种健康投资事业。居民在消费的过程中不仅是"消费"，也是在进行投资，因为提高居民的身体素质，会增加社会的有效工作时间，提高经济生产率；当然，健康投资的受益者也不仅仅是消费者个人，对于提高企业的核心竞争力有重要促进作用。所以，实现医疗卫生服务事业的均等化，对我国的经济发展以及社会和谐具有重要意义。

1. 医疗卫生服务对人力资本的影响

基本医疗卫生服务影响到人力资本再生产，进而影响到经济增长，医疗卫生服务投资作为人力资本投资的方式具有重要意义。医疗卫生服务投资的直接结果是改善社会成员的健康状况，提高社会成员平均寿命，而健康状况的改善和平均寿命的延长，不仅可以提高生命的价值，使人们从较长的寿命中得到实质性的满足，而且可以明显地提高人力资本的价值，如人力资本的经济价值，即人的企业家的能力、职业技能或者教育水平，都会随着其有效寿命的延长而增加。人口的预期寿命是决定是否值得进行各种类型的人力资本投资，以及这类资本存量的价值的重要因素。② 健康状况的改善还对刺激人们获得更多的人力资本，具有重要的现实意义，如刺激人们接受更多的学校教育和获得更多的职业经验，以作为未来收入的投资，并且刺激父母更多地投资于其子女的人力资本。健康状况的改善和寿命的延长还意味着有更长久的职业生涯、更强的体力劳动能力，以及较少的病假时间损失所带来的劳动生产率的提高。③

在现实的经济社会中，人力资本的积累和增加对经济增长与社会发

① ［美］西奥多·舒尔茨，吴珠华译：《对人口进行投资——人口质量经济学》，首都经贸大学出版社 2002 年版。原书名：*Investing in People：The Economics of Population Quality.*

② ［美］拉蒂·拉姆，西奥多·舒尔茨论文："寿命、健康、储蓄和生产率"（Life Span，Health；Savings，and Productivity），原载于：*Economic Development and Cultural Change* 第 27 卷，1979 年。

③ ［美］西奥多·舒尔茨、吴珠华译：《对人口进行投资——人口质量经济学》，首都经贸大学出版社 2002 年版。原书名：*Investing in People：The Economics of Population Quality.*

展的贡献要远远大于物质资本、劳动力数量增加的贡献，因此，提高人力资本的质量和数量显得尤为重要，也是我国从人口大国迈向人力资源强国的重要途径。一方面应该完善农村医疗卫生服务制度，通过提高对健康的投资增进人力资本的存储。从人力资本理论方面，个人健康状况是一种资本的储备，即健康资本。众所周知，我国的闲置劳动力主要集中在农村，农村人口的健康状况直接影响着我国的人口质量。因此，政府必须高度重视农村医疗卫生和保健事业的发展，推进农村卫生服务体系建设，在建立和健全农村合作医疗制度和医疗救助制度等医疗卫生保障体系的基础上，采取推行大病保险制度，探索适合农村不同地区的各种保障服务形式，并将进城务工的劳动者纳入城市的社会保障体系，帮助其维护和享有合法权利。通过对医疗卫生服务的开发，满足广大农村居民的基本医疗卫生服务需求，为农村人力资本积累奠定基础。另一方面政府及有关公共部门要制定相应的措施，保证广大居民享受相应的医疗卫生服务，维护正常的市场秩序。对城市而言，在充分考虑消费者的承受能力的情况下，坚持国家、用人单位、劳动者个人三者合理负担的原则，建立健全社会医疗保障体系，进一步扩大城市医疗保障制度的覆盖，增加对健康维护的投资，从而保证每位劳动者的身体健康。对于城市中失业以及低收入的家庭，要加强政府的作用，保证其基本的医疗需求。新颁布的《社会保险法》第二十五条中规定："享受最低生活保障的人、丧失劳动能力的残疾人、低收入家庭六十周岁以上的老年人和未成年人等所需个人缴费部分，由政府给予补贴"。

2. 人力资本对经济发展的作用

在 20 世纪 80 年代把分工、专业化与人力资本相结合，建立动态的内生经济增长模型说明当代经济增长的代表人物是卢卡斯（R. E. Jr. Lucas，1985，1988，1989）和罗默（P. M. Romer，1986，1987，1990）。[①] 新经济增长理论（New Economic Growth Theory）的重要内容之一是把新古典增长模型中的"劳动力"的定义扩大为人力资本投资，即人力不仅包括绝对的劳动力数量和该国所处的平均技术水平，而且还包括劳动力的教育水平、生产技能训练和相互协作能力的培养等，这些统称为"人力资本"。

---

① 朱必祥：《人力资本理论与方法》，中国经济出版社 2005 年版。

（1）人力资本的知识效应和非知识效应。人力资本对经济增长具有知识效应和非知识效应的作用，前者包括知识进步的需求效应、收入效应及替代效应三方面；后者主要表现在增加人的时间价值、资源配置、提高工作质量等方面。人们对人力资本的投资，增加了人力资本的存量，从而提高了人的时间价值，人的时间价值增长的关键是人力资本服务价值的日趋重要和增长。人的时间价值的提高不仅带来价格和收入效应，而且还带来制度上的变化，诱发制度变迁。作为经济增长模式的内生变量的制度，它随着经济的增长的变化而变迁，而"制度能提供的服务都具有经济价值"。[①] 舒尔茨在分析人的能力时认为，人具有处理经济失衡的能力，主要表现在决策者的能力，通过人力资本投资可以有效地提高人的这些能力，为资源的重新配置创造有利的条件。加大人力资本的投资，能普遍提高社会成员的素质，尤其是劳动者的素质，劳动者素质的提高必然会增加社会收益。随着人力资本的收益提高，结果就是人们的收入增加，收入的增加和消费水平的提高对劳动者的积极性会有影响，从而影响劳动者的生产率。

（2）人力资本的外部效应。卢卡斯引入舒尔茨和贝克尔提出的人力资本理论，提出了一个以人力资本的外部效应为核心的内生增长模式，用人力资本解释了长期经济增长的原因。这一模式强调人力资本投资，尤其是人力资本的外在效应具有递增收益，而正是这种源于人力资本外在效应的递增收益使人力资本成为"增长的发动机"。人力资本的外在效应可以使人们的平均技能水平或人力资本水平在人们之间传递，其结果不仅提高了自身的生产率，还增加了劳动力和物质资本的生产率，并在生产中产生递增收益，从而增进社会福利。如医疗保健投资不仅会提高投资者本人的健康水平与生命质量，增强其生产能力，而且也会对其周围的人群产生良好的影响，形成正的外部效应。在保健投资方面最明显的正外部性要属传染病与流行病的预防和救治，如一个人进行疾病的预防接种不仅降低了自身的感染疾病的概率，而且也防止了疾病传染给他人从而蔓延的可能。

（3）人力资本对经济的影响。人力资本理论认为人力资本是经济增长的决定性因素，是经济增长的源泉，通过各国在不同阶段的发展可以得到相应的解释，人力资本对经济发展的作用机制主要表现在以下几个方

49

---

① 舒尔茨：《论人力资本投资》，北京经济出版社 1990 年版。

面：第一，人力资本与物质资本可以进行互补，人力资本的提高可以节省和替代投入到生产中劳动力和物质资本的数量，并使两者更有效地进行结合，从而提高劳动生产率和资本生产率。在一定的社会时期内，企业的员工数量是一定的，随着人力资本的积累，劳动者素质的提高，投入到生产中的实际劳动供给会增加，企业的生产效率就会提高。另外，劳动者的素质提高增加了劳动的复杂性，使劳动者更有效的使用先进的机器设备，从而改善资本的使用效率，节约了人力资本的投入，提高经济效益。但获得高素质的劳动者并不是免费的，需要付出一定的成本，如医疗卫生服务，合理的医疗保健投资可以使员工保持健康的体魄，增强员工的工作能力和提高企业的生产率，从而创造更多的社会财富。第二，人力资本的积累能够促进科学技术的进步，从而提高综合要素生产率对产出的作用份额。现代经济增长主要依靠科技进步，任何科学技术的发展都依赖于人的创新，同时科学技术要转变为现实的生产力都必须应用于经济部门或生产领域，这要求必须要具备相应的人力资本。第三，人力资本的发展有助于减少经济发展的成本，如人口因素，一国的人力资本越丰富，其国民的科学文化素质就越高，那么制约经济增长的传统的思想意识和道德观念会被创新进取、良好的职业道德水准所代替，从而增强经济发展的动力，为经济的持续发展提供重要的前提条件。社会稳定因素，人口素质的提高必然使社会更加稳定，减少用于"维稳"的经济成本，为经济发展创造良好的外部环境。

2.2.5　发展经济学对医疗卫生服务公平性的分析

二元经济结构理论是区域经济学、发展经济学的重要理论，在1954年由美国经济学家刘易斯最先提出。经过对一系列发展中国家经济发展结构状况的研究，他提出了发展中国家存在二元经济结构的理论。他提出发展中国家通常有两种性质完全不同的经济部门，一种是资本主义部门（亦称现代部门），另一种是农业部门（亦称传统部门）。农业部门是以传统的生产方式进行的、劳动生产力极为低下的生产部门；而资本主义部门是以现代生产方式进行的、劳动生产率较高的生产部门。二元经济结构是发展中国家经济发展的特征。20世纪60年代，费景汉、拉尼斯注意到刘易斯模型存在缺陷，即他忽略的农业剩余的作用，因此他们在对刘易斯模型进行优化的基础之上，提出了新的二元经济模型，后人称其为"刘易斯—拉尼斯—费景汉模型"。他们强调了农业的重要性，提出农业是依靠输出剩余劳动力来获得发展进步的传统部门，而工业部门作为自身持续发展以及吸收剩余劳动力的动力源泉，经济发展和结构转变机制在于工业资本和经济发展的有机结合。1961 年新古典经济学家乔根森创立乔根森模型，他指出农业剩余的产生是劳动力由农业部门向资本主义部门转变的首要条件，农业剩余越多，资本主义部门发展越快，农业中劳动力转移也就更加顺利。

二元经济结构是发展中国家普遍的经济特征。作为世界上最大的发展中国家，我国二元化经济结构非常明显。究其历史，是由于新中国成立之初迫于国际压力，我国实行的是赶超型战略，国家将发展重工业列为首要目标，其他行业、地区都必须支援工业建设，农业也必须为工业发展提供资源。随后政府又实行了加重二元化结构的计划经济体制和城乡两元分割模式，使得我国二元化结构日益严重。其中医疗保险制度在许多方面也存在巨大的城乡差异，因此"人人享有基本医疗保障"成为我们首要的奋斗目标。

2.3　基本医疗卫生服务均等化的社会学原理

2.3.1　社会学对基本医疗卫生服务均等化的解释

社会学是从整体上研究社会、社会发展和社会问题的一门综合性学科。社会学研究的社会问题，如社会的公正、稳定、进步等，为社会保险的建立和发展奠定了理论基础。社会学家认为社会收入的分配从社会学的角度上看是不公平的，通过更合理的分配资源，社会保险在争取社会公平方面起着重要作用，它有助于减少社会冲突和取得社会共识，从而促进社会的稳定和进步。

社会学家和心理学家马斯洛（Abraham Maslow）认为人的需要是可以分为不同层次的，有些需要更为基本，人们按照一个特定的顺序来满足这些需要。他所提出的需要的层次如表 2 - 1、表 2 - 2 所示。人们首先要满足基于生存的生理需要，然后是更高级的其他需要。而这些需要的一部分或全部靠自己是不能得到满足的，因而产生了寻求帮助的需要。

表 2 - 1　　　　　　　　人的共同需要的层次

功能	需要层次	事例
自我实现	自我实现的需要	大学毕业
自我尊重	被尊重的需要	在工作中得到提升
社会交往	归属和爱的需要	结盟关系
安全	安全的需要	法律制度
生存	生理的需要	食物、住房

资料来源：［美］亚伯拉罕·马斯洛著，许金声等译：《动机与人格》，中国人民大学出版社 2007 年版。

表 2 - 2　　　　　　　　人的基本需要和中间需要

基本需要	中间需要
健康的身体	营养充分的食物和水
	良好的住所
	舒心的工作环境
	称心的物质环境
	良好的身体保健
自立	儿童期的安全感
	良好的亲情关系
	物质上的安全感
	经济上的安全感
	基本的教育
妇女的健康和自立	安全生育和安全抚养小孩

资料来源：威廉姆·H. 怀特科、罗纳德·C. 费德里科：《当今世界的社会福利》，法律出版社 2003 年版。

马斯洛提出，人类发展的目的是满足人的需求。在研究基础上，他将人的需求分为五个层次，即生理需求、安全需求、归属与爱的需求、尊重需求和自我实现的需求。从人的发展角度来看，又可以分为生存发展需求、个体发展需求、社会发展需求以及全面发展需求。

1. 人的生存需求

对衣、食、住、行的需要是个体最基本、最强烈、最明显的需求，只要这一需求不被满足，人就会被生理需要主宰，一旦这些需要被剥夺，将会造成人的病态、衰弱或影响人的发育，甚至导致人的死亡。而这些需要被满足，则可以使身体康复，使由于需要被剥夺而造成的疾患得到治疗；而这些稳定的需要被满足，则可以防止人们陷入生存困境或者导致病态。这个层次的需求，一般情况下依靠个人力量便可满足。

2. 人的个体发展需求

一旦生存需求得到了保障，人们就需要远离痛苦和恐惧以及避免危险，生活需要有保障和规律性，如对稳定工作的需要，对不受犯罪危害的需要，需要一定的积蓄和社会的稳定等。而市场经济产生的很多社会问题，比如社会成员之间在收入分配方面的不均，甚至相差悬殊，使强者成为富翁，弱者陷入困境等，这就需要运用政府的力量对社会经济生活进行干预。通过社会保障措施，通过对社会成员的收入进行必要的再分配调节，将高收入者的一部分收入适当转移给另一部分缺少收入的社会成员，从而在一定程度上缩小社会成员之间的贫富差距，弥补市场经济的缺陷，缓和社会矛盾，以促进社会公平目标的实现。

3. 人的社会发展需求

人们的需要摆脱了生存和安全的局限，就会开始需要公平的环境，需要社会关系群体以及在群体中处于恰当位置，需要在社会中被同等对待，要在体面的工作和生活中获得尊重，体现自我。人们需求的重点转向生活质量的进一步改善和提高，这一阶段的需求主要通过公正的社会保障制度，及需要惠及所有人的社会福利为人们提供。而这就需要不断增加社会保障的项目和覆盖面，丰富社会保障项目的内容，比如，各种服务保障甚至包括精神慰藉等服务。

4. 人的全面发展需求

人的个体发展与社会发展需求满足后便会进一步追求精神或思想领域的价值，追求一种自然状态和自我价值。追求自身价值实现的人，更

53

多地生活在自然的真实世界中，而不是生活在文化制造的概念、期望、信仰和陈规之中；倾向于领悟实际的存在，而不是自己本人或所属文化的愿望、希望、恐惧或信仰。自我实现的人不会为了达到某种目的而改变自己的外在表现，他们具有相对自主的、独特的、不遵从惯例的道德准则，其行为具有自发性，并且在内在的生活、思想、冲动中更具有很强的自发性。他们是完全自我的，但又是承担责任、忠诚、诚实的，他们勤奋工作，不断成长，只是劳动不再是获取收入或得到社会尊重的手段，而成为个体生活的一个目的。这种自我实现的需求与马克思提出的人的全面自由发展有异曲同工之妙，因此也是以人为本在马斯洛需求层次中的最高表现。

多亚夫和高夫（Len Doyal and Gough，1991）认为，无论在何种社会，人们都有两种基本需要：身体健康的需要和自立的需要，每一种基本需要的满足又有赖于相互关联的中间需要的满足，如果人们的中间需要得到很好的满足，身体健康和自立等基本需要就会得到满足。当社会成员的基本需要和中间需要都得到满足时，社会的发展和繁荣就可以实现。而人们中间需要的满足不仅要通过个人的努力，而且要通过公共社会福利计划和私人社会福利计划，这就对国家建立社会保险制度提出了要求。

伯格和弗德里克（Berger and Federico，1985）认为差异性是人种的基本特征，不同群体对人的共同需要的理解和满足也各不相同。人们在实现从生存到自我实现等共同需要时深受人的差异性的影响。儿童和老人为了生存都必须吃饭，但他们在吃的种类、方式及获取食物的方式上各不相同。全国社会工作者协会（National Association of Social Workers，1987）的研究表明，一个儿童的幸福深受其看护人的社会经济实力的影响。处于贫困状态中的儿童在出生时往往更易有先天性缺陷、体重不足及各种疾病等。因此，这就对国家为处于劣势的群体提供满足各种需要的生活保障提出了要求。

威廉·H.维特克（William H. Whitaker）和罗纳尔德·C.弗德里克（Ronald C. Federico）认为社会福利制度可以通过三条途径满足人们的需要。一是减少困难；二是增强人们克服困难的能力；三是提供所需的资源。社会福利通过加强人们和社会的相互联系维持了现存的社会秩序。在多数情况下，这些努力是卓有成效的，向大多数人们提供了生存和发展所需的资源。这反过来又有益于社会，因为当人们更好地发挥作用时，人们生活的整体质量也得到了提高。

2.3.2　社会公平理论对医疗卫生服务均等化的解释

公平是一个内涵丰富的范畴，也是一个古典的概念。从柏拉图《理想国》开始，追求公平与效率的双重目标，就一直是人类的最高理想。但公平在人类的社会活动中是很难实现的，它只是理想，真正的公平是不存在的。因而公平只是历史的、客观的、相对的。公平是相对于生产力的状况和效率的提高而言的，能够促进效率最大限度的提高，是公平的本质内涵。在不同的历史和经济发展情况下，公平的内涵是不同的。医疗卫生服务公平的内涵是什么？是一个值得探讨的题目。世界性的世界卫生杂志（*World Health*）就曾对卫生事业下了这样的定义：如果要用一个简单的词语对未来卫生保健的含义下定义，那就是公平，即满足全体的需要和提供要求的卫生保健。

1. 公平理论渊源及发展

公平理论是美国的斯达西·亚当斯于 1956 年提出来的。这种理论是在社会比较中探讨个人所作的贡献与他所得的奖酬之间如何平衡的一种理论，它侧重于研究报酬分配的合理性、公平性对职工积极性的影响。所以，公平理论也叫社会比较理论。它包括如下命题：①公平是一种激励机制，它既是冲突的原因，又是和谐和劳动积极性的原因。②公平与主体所得的利益的绝对额关系不大，却受比较额影响甚深。③公平实际是一种自慰心理。它是由几种比较而产生：①自己的投入同所获得报酬的比较产生的感觉。这里的投入包括自己的教育程度、所作努力、用于工作的时间、精力和其他无形损耗等。这里的报酬包括物质上的金钱和福利等，也包括精神上的被赏识、受人尊敬等。②自己的收支比率同自己过去在此方面的收支比率历史比较产生的感觉。③自己的收支比率同自己所知道的人在此方面的收支比率作横向社会比较产生的感觉（骆云霞、李景元，1996）。

20 世纪 50 年代末，西奥多·纽科姆等西方社会学家对于参照群体理论作了不少经验性的研究。而在这一领域有着深刻影响的却是美国社会学家罗伯特·金·默顿。他的贡献主要在于把参照群体作了进一步的区分：第一种类型是内群体，即个体所在的群体。如果个体把自己所在的群体作为参照群体，那么个体就用所在群体的标准作为自我评价的基础，并遵守所在群体的规范。个体满意与否根据自己的实际情况同所在群体其他成员的实际情况的比较来确定。第二种类型是外群体，即不是个体所在的群体。个体把特定的外群体的标准作为自我评价的基础，作为引导自己的思想与行动的榜样。这样的外群体，可以称为"成员资格群体"。个体把特定的外群体作为自我评价的基础，往往是为了以后加入该外群体。美国著名学者乔治·C.霍曼斯于1961年提出了社会交换主义的观点。他认为在社会交换关系中，每个人的报酬与其成本或投入成正比。社会交换主义的主要理论根源是心理学中的行为主义、经济学中的行为主义与经济学中的功利主义。他提出了成功命题、刺激命题和理性命题等六个命题。在他看来"公正分配"是社会交换的基本原则。他把"公正分配"的概念看作是成本与报酬的比率。怎么衡量分配是否公正呢？在霍曼斯的论述中，包含下述两个标准：①个人的以往经验。一个人如果过去付出一定的成本并获得一定的报酬，那么也就会期望今后保持这种成本与报酬的比率，或者根据个人投资的逐渐增加而提高这一比率。假如一个人在以后的社会交换中发现成本与报酬比率降低，那么他就会产生不公正感。②个人的比较群体。人们在社会交换中通常把自己的成本与报酬的比率，同那些和自己类似的别人进行比较。当一个人和别人做相同的工作，和别人受同样的训练，具有同样的资历，如果他在交换中获得报酬较少，那么他就会感到不公平。

随着经济社会的发展，贫富分化和其他社会不公现象也不可避免，经济学、政治学、哲学、社会学很早就开始了关于社会公平问题的讨论，最早可以追溯到古希腊的亚里士多德，在其伦理学中，亚里士多德详细地阐述了他的正义观—正义（公平）是一种中庸，是一种完全的德性。但在20世纪60年代前，不平等与不公正的问题在公共行政学理论中没有起到作用，或作用微乎其微，公共行政学对于社会公平正义的讨论主要是从新公共行政学开始的。1968年9月，由美国行政学家沃尔多召集和赞助，32位年轻的行政学学者参加的明诺布鲁克会议，试图通过回顾和检讨公共行政学的发展历程，讨论公共行政面临的问题，寻求公共行政未来的发展方向，提出了"新公共行政学"作为区别以往行政理论的理论标志，以政府及其官员公共管理过程中的价值观和伦理观，作为其核心概念和关键问题，会议的成果就是 1971 年出版的《迈向新公共行政：明诺布鲁克观点》论文集，提出公共行政价值观有社会公平、代表性、响应、参与和社会责任感。20 年之后，即 1988 年 9 月举行了第二次明诺布鲁克会议，试图总结第一次会议以来的发展变化，研讨所面临的新问题及解决问题的途径，第二次明诺布鲁克会议之后，《公共行政评论》于 1989 年 3 月、4 月以"第二次明诺布鲁克会议：公共行政的变迁纪元"为题专号刊登了会议的观点。概括起来新公共行政学的主要理论观点有：①主张社会正义和社会公平；②主张改革的、入世的、与实际过程相关的公共行政学；③主张构建新型的政府组织形态；④主张突出政府行政管理的"公共"性质；⑤主张"民主行政"。新公共行政的观念并没有如明诺布鲁克参会者所期冀的那样捕获住了公众或学术界的注意力，也没有成为管理或新政府的具体的组织形式，然而，社会公平与正义却成为公共行政的重要价值观，成为当代公共行政学的中心议题之一。

国内关于社会公平的研究大约是从 20 世纪末开始的，学术界也陆续发表了许多专著和文章。但总的来说，国内对社会公平的研究主要集中在经济学和社会学领域，例如，万俊人的著作《道德之维：现代经济伦理导论》从现代经济伦理入手，吴忠民的著作《社会公正论》从社会学的角度研究，戴文礼的专著《公平论》从公平与效率的历史之争展开，探讨了公平对效率的影响、对管理的意义，以及对我国社会主义建设的意义，何大昌的文章《西方经济学关于效率和公平关系理论研究》介绍了西方经济学关于效率和公平的思想，尹吉成的文章《论效率与公平的和谐》从制度构建的角度探讨了如何在社会主义市场经济下实现效率与公平的和谐，万小梅的《效率与公平的制度保证》一文也是从制度的视角探讨效率与公平的实现。在公共行政领域，较早探讨这一问题、贡献也较大的学者首推中国人民大学的张康之教授，1998 年第 9 期的《南京社会科学》刊登了他的《公正行政是公共行政的新视点》一文，提出真正实现公正行政，还需要行政人员实现自身的思想、观念和精神革命，进行新的价值定位和功能定位，在国内首次提出公共行政的价值问题。2004 年出版的《公共行政中的哲学与伦理》一书的后半部分，集中了张康之教授近年来关于公共行政价值研究的主要论文成果，集中探讨了一个健全的公共行政体系所应当包含的伦理价值因素，在这本书中，对追求公正的公共行政的方向、"公共的"就是"公正的"、"公正行政"等问题进行了较深入的探讨。

其他学者近年来也开始关注公共行政的社会公正理念，唐克军的《公正：公共行政的基本理念》，向敏的《社会公正：公共行政的目标》，韩升的《社会公正：现代公共行政的伦理目标》，这些文章从不同的角度提出，现代公共行政必须超越效率至上和责任中心主义的传统价值观念，提出自己的新的价值目标，必须考察政府提供的服务是否促进社会公平，效率必须以公平的社会服务为前提。

当前，在构建社会主义和谐社会的背景下，社会公平正义作为和谐社会的首要条件，在理论上和实践上都成为时代的热点问题，引起了更加广泛的关注。但当前的研究都是从大的政治系统的框架内笼统地提出实现社会公正的途径，而公共行政研究的是政治系统内政府的活动，对于社会公正理念在政府行为中的体现及其对政府的要求还有待详细地分析。

2. 西方公共行政中的社会公平的价值演变

（1）"守夜人"政府时期的公共行政。在近代社会早期，随着生产力的发展，资本主义生产关系在西方逐步确立，新兴的资产阶级为了寻求自身利益的"护身符"，纷纷通过资产阶级革命或改革，战胜封建制度，建立起资本主义国家，走上资本主义道路。由于阶级之间不再是以前的人身依附关系，国家政府标榜"平等"、"自由"、"博爱"，其政治统治职能就变得比较隐蔽，表面上以社会管理者的角色管理社会公共事务，而近代以前的所有国家政府的中心任务就是进行阶级统治。

资本主义国家从建立到以后的一个多世纪，资本主义经济处于自由竞争时期，亚当·斯密在《国富论》中提出的依靠"无形的手"——市场调节经济的信念，在很长的时期内占据着人们的思维，人们相信，只要市场遵循自由竞争的原则，在自由竞争规律的作用下，就能够使各种资源得到合理的配置，就能够使经济、社会自动地达到一种平衡状态，就可以实现"充分就业"。在很长的时期内，经济和社会处于一种自由发展的状态，出于对绝对专制主义制度的深恶痛绝，人们提出"管的最少的政府就是最好的政府"，提倡自由主义，政府不干预或尽量少干预市场，认为政府的任务要为市场服务，为自由竞争提供良好的社会环境，政府的活动被控制在不破坏市场的自由运行的范围内，行政是一种消极和被动的行政。政府作用是极其有限的，其职能主要表现在消极地保护个人财产，维护社会秩序，保卫国家免受外来侵略等方面，政府扮演着"守夜人"的角色，人们往往把这一时期的政府称为"有限政府"或"消极政府"。

这一时期，公共行政崇尚的社会公平是以亚当·斯密为代表的古典自由主义的公平观，推崇自由市场竞争中的机会公平，认为竞争性市场进程的结果是公平的，只要靠自由市场，社会就能自动达到公平的状态。

（2）行政国家时期的公共行政。"守夜人"政府的不干预政策没有使社会在自由竞争的市场条件下达到一种公平的状态，反而使没有约束的自由竞争逐渐发展成为庞大的公司，形成垄断。19世纪中后期，资本主义自由竞争逐渐由垄断取代，西方资本主义国家先后进入资本主义垄断时期。垄断的出现破坏了早期市场经济自由竞争的公平性，并且带来了许许多多前所未有的社会矛盾，对经济社会发展以及国家秩序带来了严重威胁，市场经济无力解决这些社会问题，要求政府出面对经济社会发展进行干预，到19世纪晚期和20世纪初，西方主要的发达资本主义国家的政府开始了干预经济社会发展的实验，通过了一系列反托拉斯法。

1929～1933年资本主义世界爆发了有史以来最严重的经济危机，这次危机以"波及范围特别广，持续时间比较长，破坏性特别大"的特点著称，以至于"大危机"、"大萧条"成为其代名词，它给资本主义经济带来了前所未有的打击，彻底动摇了人们对自由市场经济的信心，传统的"守夜人"的政府面对这场大危机束手无策，显示出相当的软弱性，也宣布了放任主义政府的彻底破产。危机爆发后，人们认识到市场经济的缺陷和政府干预的必要性，于是一种论证政府全面干预经济社会合理性的经济理论——凯恩斯主义被人们所认识和接受。凯恩斯主义认为，导致资本主义周期性危机的根源是投资需求与消费需求的不足，如果仅仅依靠市场的自发调节的话，是无法实现对这些需求的扩大的，因而会每隔一段时间就出现危机通过抑制生产来削足适履地适应需求不足的状态。凯恩斯主义把这看作市场机制的失灵，提出的解决方案就是让政府主动地、全面地干预经济活动。美国在大危机中遭受的损失最重，同时也是最先贯彻凯恩斯主义的国家，1933 年，美国总统罗斯福上任后，根据凯恩斯主义推行"新政"，开始了对经济生活的全面干预，这种做法取得了巨大成功。随后，其他资本主义国家纷纷效仿美国，开始大规模地干预经济和社会事务，西方国家先后进入了政府积极干预经济和社会生活的时期。在干预经济和社会生活的过程中，政府职能有了很大的扩展，表现在：①许多国家进行了程度不同的国有化改革，国有经济在国民生产总值中的比重有了很大提高，通过增加国有经济比重，增强了政府的调控能力；②强化了政府的计划管理职能；③建立了比较完善的救济管理制度；④建立了完备的社会福利制度，形成了福利国家。政府在经济和社会中的地位已不再是"守夜人"的角色，而是成为其中一个积极的、不可或缺的重要组成部分，在某些情况下甚至是最主要的组成部分。第二次世界大战以后，随着行政职能的扩展，行政权力在西方国家的立法、司法、行政三权分立的国家权力体系中的地位，逐步超越或部分取代另外两种权力，出现"行政国家"现象。"行政国家"作为一种学术研究的概念和理论最早是由美国行政学家沃尔多于 1948 年发表、1984 年再版的《行政国家：美国行政学的理论研究》一书中提出的。行政国家首先是一种公共事务管理现象，其次是一种国家公共行政职能现象，同时也是一种国家公共权力现象。

具体而言，行政国家的特点表现在：①行政机构的数量大大增多；②行政人员队伍日益庞大；③各种委员会纷纷成立，很多委员会拥有同议会立法效力相当的行政命令权和制定同法院判决效力相近的行政裁决权，导致了行政权力的准立法化和准司法化；④行政立法数量增加；⑤行政权力不仅自主性增强，而且地位日益提高，常常出现凌驾于立法权力和司法权力之上的情况；⑥政府服务功能渐趋重要，公共福利措施明显增多；⑦行政权力不断发生越轨现象，侵犯立法权力和司法权力，侵犯公民权利；⑧"行政国家"改变了"守夜人"政府放任自流的经济和社会发展政策，积极干预经济和社会生活，为了实现社会公平，建立了比较完善的救济管理制度和社会福利制度，主要体现了功利主义公平观的社会公平思想。

（3）医疗卫生服务公平理论。健康公平与医疗卫生服务均等化是一个问题的两个方面，西方学者在讨论医疗卫生服务均等化（Equity）

问题时无不把此与"公平""平等""公正""正义"等概念相联系，把医疗卫生服务均等化纳入规范经济学范式进行分析，提出了医疗卫生服务公平性的几个衡量指标和原则。如赫利（Hurley，2000）的按需分配论。他认为如果那些最需要医疗卫生资源的人是那些从保健服务中得到最多利益的人，在最大化健康所得的效率目标下，平等与效率就可兼顾。但是这取决于对需要定义的充分性、需要的程度和满足这种需要的资源的数量。一个受到蜜蜂蜇害有严重过敏反应只需要简单的医疗处理和少量抗毒性药物花费的人，他的医疗需要可能会比一个有中度白内障需要手术的人少，虽然后者需要更多的医疗卫生服务支出，但是并不能说明中度白内障患者有优于受到蜜蜂蜇害的人的医疗需要。又如哈德恩（Hadorn，1991）的救治公平论。他批评了美国俄勒冈州卫生署按照优先性对医疗卫生服务进行分类的做法（如把阑尾切除术排在第一位，把滤过性毒菌疣排在第十七位），他认为这种只注重成本—效果的做法违反了救治原则，即对于人们发生突发性生命威胁状况必须尽最大可能进行救治的一种社会伦理责任。阿瑟林纳（Atharina，2006）的应得与可获得公平论认为公平的大部分考虑可以通过两方面表现出来：与需求相关的公平（即应得的公平）以及与服务可获得性相关的公平，在应得的公平方面，对医疗卫生资源分配的可能标准有：医疗卫生服务获取利益的能力（唯一可以与医疗卫生利益最大化相容的原则）；未来医疗卫生服务的预期（医疗卫生资源分配偏向低收入个人的潜力）；以往医疗卫生服务的经验（扭转以往低收入个人资源分配获利少的局面，以偏向以往获利少的人）；救治原则（将资源倾向急切需要医疗卫生服务的人群）；其他方面的需求。在公平性的可获得方面，暗含了在人口中的弱势群体已经对医疗卫生服务的利用产生兴趣，而且意识到了他们尚未满足的需求。任何提高公平的可获得性的策略都会对政策措施的收益和成本产生影响，并且提高公平的可获得性的策略安排需要增加额外的资源以保障弱势群体获得干预政策利益的渠道畅通，例如，采用补贴的方式促进医疗卫生服务的利用。

3. 罗尔斯的正义理论

政治哲学的核心概念是正义。从亚里士多德时代开始，正义就被当作评价社会制度的一个重要价值尺度，用以匡正人类不平等的自然事实。何谓正义？"所谓正义，一般说来，就是对社会权利和义务的公平分配或安排，以及与此种分配或安排次序相适宜的道义品质。"罗尔斯把正义看作是社会制度的首要价值，通过其原初状态的假设，提出了两个正义原则，来实现社会的起点公正、过程公正和结果的公正。

（1）"原初状态"的假设。罗尔斯正义论的出发点是对"原初状态"的理论假设，其主要目的是试图使所有社会成员都尽力达到一种起点的平等。在"原初状态"下，每个成员都不知道自己在社会中的位置和地位的优势或劣势，也不知道自己在自然财富能力、智力等方面的分配上的前景，甚至不知道特定的善的观念和心理倾向。在"原初状态"下，各方当事人的处境都相似，任何人都无法设计有利于自己的特殊情况的原则，因而保证了正义原则是一种公平协议和契约的结果，这就从起点上做到了相对的平等。

（2）平等自由原则。罗尔斯通过对"原初状态"的假设，提出了两个正义原则："每一个人对于一种平等的基本自由之完全适当体制（Scheme）都拥有相同的不可剥夺的权利，而这种体制与适用于所有人的同样自由体制是相容的。"在他看来，人的平等自由是第一位的，是绝对无条件和不可补偿的，正义的社会必须无条件地保障公民的平等自由权利。"按照第一原则，这些自由要求是一律平等的，因为一个正义社会中的公民拥有同样的基本权利。"由此可以得出，在罗尔斯两个正义原则中，平等自由原则具有底线性质。

（3）差别原则。人从一出生就有不同的社会出身和自然天赋，这是我们无法否认和无法选择的自然差别，这种差别影响着人们不同的生活前景和不同的人生期待。这些差别是一种既定的事实，是无法改变的事实不平等。罗尔斯站在最少受惠者的立场，认为所有的社会的基本价值（首要善）都要平等地分配，除非对其中一种或所有价值的不平等分配符合每个人的利益。"社会和经济的不平等应该满足两个条件：第一，它们所从属的公职和职位应该在公平的机会平等条件下对所有人开放；第二，它们应该有利于社会的最少受惠者的最大利益（差别原则）"。罗尔斯指出，在现实中，由于人们的自然天赋、经济和社会条件不同，因此在最初的机会和起点到最终的结果方面都是不平等的。为了平等地对待所有人，实现真正的平等自由和机会均等，社会必须更多地关注弱势群体的利益。

罗尔斯主张社会机会应对所有人开放，而不论其社会地位、出身、种族、天赋和才干如何。差别原则承认人的能力和才干差别所造成的经济财富分配的不平等，但不能由此承认这种偶然因素所造成的机会分配的不平等。就是说，在第二原则中，机会均等原则优先于财富分配的差异，但它要求解除各种约束人们能力发展的社会限制。换言之，罗尔斯所坚持的机会公平的正义性，不是人的先天能力优越性和偶然性，而是人的才能的后天培养的社会重要性；不是形式的公平，而是形式与实质、标准与程序相统一的正义。

4. 罗尔斯的最大最小原则

罗尔斯（1971）提出了公正的两个原则。第一个原则即自由原则，"每个人都有平等权利来享受最广泛的基本自由，并与其他人所享受的类似的自由保持一致。"第二个原则即"差别原则"，社会和经济的各种不平等以如下方式得到解决，即为社会中处于最不利地位的人们提供最大可能的利益，同时确保公平的机会平等。社会和经济的不平等可以用基本品来衡量，基本品就是每个有理性的人都想要的东西，基本品是由社会来分配而不是由自然来分配。这两个原则之间是按字典序排列的，第一原则绝对优先于第二原则，对于生活极其困难的人来说，减少他们的自由，即使符合他们的经济利益，也不能被认为是正当的。这意味着基本自由和更多的收入（或更多的健康）之间不存在交易。罗尔斯（1971）指出"所有的社会基本物品都应该被平等地加以分配，除非对这些物品中的一些或全部进行的不平等分配会使最少受益者获益"。为了验证他提出的正义的两原则，罗尔斯假设每个人都被放置到初始状态中，在这个状态中没有人知道自己的财富、才能和力量，契约各方处于这种无知之幕的背后。按照罗尔斯所说的"最大最小原则"，个体理性的选择就是在契约各方可设想任意的公正原则中挑选出一些原则，使得生活困难的个体及其群体的状态达到最优化。

罗尔斯把健康、智力、活力和想象力排除在基本物品之外，把健康划归为自然物品，没有把健康因素纳入他的理论体系之中。出现这个现象的原因，威廉姆森（Williams，2000）给出了三个解释。第一个原因是健康更多的是由自然来分配；第二个原因是健康是每个理性人需要追求自身价值的终极目的的工具；第三个原因是最大最小化健康将会导致过多的资源投入到奢侈的卫生保健需求中，有可能使某些个体的收入水平降低到生存线以下。

健康并不是纯粹由自然因素决定，它还受到社会经济结构的影响。把卫生保健纳入罗尔斯的理论体系中与事实不悖。依照罗尔斯的理论社会中处于最不利地位的人如果由一个整体指数即基本品来界定，这些人拥有的每一种基本品即使加入健康都比较少，农村居民拥有的基本品远远少于城市居民，把医疗卫生服务加入基本品中，农村居民可能就处于更不利的位置。任何社会干预政策如果增加了农村居民的基本物品，改善了农村居民健康状况都应归入正当政策之列，也符合最大最小原则。

5. 平均主义理论

平均主义在中国传统思想中占据重要位置，"不患寡，而患不均"的理念就是其真实写照。平均主义基于结果导向，它偏好把分配谱系中的物品大致均等分配到每个人，极端的平均主义更是主张每人得到的份额应该绝对相等。艾斯特（Eister，1992）把产生这种极端平均主义的原因归结为"极端的嫉妒"。丹尼尔斯（Daniels，2001）是平等主义理论的代表。他在《公正、健康与卫生保健》一文中分析了三个问题：卫生保健有没有特殊性？什么时候健康不公平是不公正的？在资源约束下怎样公平地满足竞争性的医疗保健需要？他认为医疗保健的主要目标是维持、恢复、补偿受限的机会和因疾病和残疾失去的功能。医疗保健公正就是给每个人同样的机会使其得以满足基本的医疗保健需要，并且指出医疗保健的道德重要性就在于保护公正平等的机会。平等主义理论反对效率至上的功利主义原则，也反对按支付能力的自由市场分配的极端自由主义原则，如长耶尔（Culyer，1993）从人均主义角度探讨了卫生保健资源分配的四原则：人均支出相等原则、与需要相配比原则、与初始健康禀赋相配比原则、获益能力相配比原则，违反这四条原则将达不到可及性公平、健康公平的最终目的。

健康不平等如果来自于社会决定（如财富、文化、政府政策等）则是不可接受的不平等。丹尼尔斯将解决医疗保健分配问题的公平的程序叫作理由的可解释性，程序如果没有理由的可解释性，非常容易导致不公正的结果。他提出了解决合理性和公正问题的四个条件：①公共性条件：无论是直接的还是间接的医疗保健限度决定和它们的基本原理都必须是公共的。②相关条件：限度决定的基本原理应该对于提供经费满足不同人口医疗保健需要具有合理的解释。基本原理如果诉诸有公平心的相互合作的人接受的相关证据、理由和原则将是合理的。③修订和申诉条件：必须有途径解决关于限制决定的疑义和争论，更重要的是当有新的证据和理由时可以提供机会修订和改进政策。④管理条件：既有自发的也有官方的管理程序以保证满足以上三个能够约束政策制订的程序，可见他更重视实质的公正。

自由平均主义则提出更为激进的选择责任理论。自由平均主义分析方法由两个原则构成：第一，负责原则，个体必须对他的选择负责的理论。第二，平均原则，如果个体选择了同样的决策就应该有同样的结局。自由平均主义认为社会应该消除那些不受个人控制因素的健康不均等，而不是由不同个体选择引致的健康不平等。

平均主义的中庸思想与经济领域曾实行的效率优先、兼顾公平原则兼容性差，但应用于诸如医疗卫生服务等社会领域则不会引致太多的异议。使用过多医疗卫生服务方会关心享受极少医疗卫生服务方引发的疾病传播的负外部性，再则医疗卫生服务也存在边际效用递减法则，所以，享受较多医疗卫生服务方也愿意采用一种较为平等的分配医疗卫生服务的方案。

上述这些健康公平和医疗卫生服务公平理论的共同点是：人们享有健康的权利是不可剥夺的，医疗卫生服务的获得不应该与收入、社会地位、种族等相关联，医疗卫生服务作为人力资本修复和健康增进的工具，应该在人群中均匀地分布，这对于效率的提高也是有益的。

第3章 我国基本医疗卫生服务不均等现状分析

3.1 我国基本医疗卫生服务的城乡差异现状

我国城乡医疗卫生服务的差距长期以来就存在。自市场化改革以来，城乡卫生资源配置的差距再次被拉大。

3.1.1 卫生投入的城乡差距

自20世纪90年代以来，我国卫生总费用的绝对数额呈逐年增加之势，占当年GDP的比重有起有落，但基本上呈上升趋势。不过，从城乡分布来看，城市与农村的卫生费用仍是不均衡的。一方面，我国城市卫生费用占总费用的比例呈不断增加之势，在2013年，城市卫生费用23644.9亿元，这一比例达到74.7%，说明我国卫生经费分布仍具有城市倾向；另一方面，虽然我国城市和农村人均卫生费用总支出都有显著上升，2013年已经分别达到3234.12元和1274.44元，但是城乡之间的差距也越来越大，1990年的差值为120元，到2002年，该差值上升到728.1元，而在2013年该差值攀至1960元。从城市与农村人均卫生费用的比值看，这一数值一直在2~4倍左右，20世纪90年代这一比值有所降低，最低出现在1997年，城市人均卫生费用是农村人口的3.02倍，但自90年代末开始，这一比值又开始回升，到2007年，这一相对比值是4.25，高于以往任何一年，到2012年，依然保持在3.09倍。由于近两年国家对农村医疗的不断重视，2013年这一比值缩小到2.54倍，但差距依然存在。由此可见，我国城乡卫生费用不管是从总量看，还是从相对差和比值看，都存在城市高于农村的情况（见表3-1）。

表3-1 我国卫生总费用情况

年份	卫生总费用		城乡卫生费用				人均卫生费用				
	合计(亿元)	占GDP(%)	绝对值(亿元)		占比		合计	绝对值(元)		差(元)	比
			城市	农村	城市	农村		城市	农村	城/农	城/农
1990	747.39	4	396	351.4	0.53	0.47	65.4	158.8	38.8	120	4.09
1991	893.49	4.1	482.6	410.9	0.54	0.46	77.1	187.6	45.1	142.5	4.16
1992	1096.9	4.07	597.3	499.6	0.545	0.455	93.6	222	54.7	167.3	4.06
1993	1377.8	3.9	760.3	617.5	0.552	0.448	116.3	268.6	67.6	201	3.97
1994	1761.2	3.65	991.5	769.7	0.563	0.437	146.9	332.6	86.3	246.3	3.85
1995	2155.1	3.54	1239.5	915.6	0.575	0.425	177.9	401.3	113	288.3	3.55
1996	2709.4	3.81	1494.9	1215	0.552	0.448	221.4	467.4	151	316.4	3.1
1997	3196.7	4.05	1771.4	1425	0.554	0.446	258.6	537.8	178	359.8	3.02
1998	3678.7	4.36	1906.9	1772	0.518	0.482	294.9	625.9	195	430.9	3.22
1999	4047.5	4.51	2193.1	1854	0.542	0.458	321.8	702	203	499	3.45
2000	4586.6	4.62	2624.2	1962	0.572	0.428	361.9	813.7	215	598.7	3.79
2001	5025.9	4.58	2793	2233	0.556	0.444	393.8	841.2	245	596.2	3.44
2002	5790	4.81	3448.2	2342	0.596	0.404	450.7	987.1	259	728.1	3.81
2003	6584.1	4.85	4150.3	2434	0.63	0.37	509.5	1109	275	834	4.04

续表

年份	卫生总费用		城乡卫生费用					人均卫生费用					
	合计(亿元)	占GDP(%)	绝对值(亿元)		占比		合计	绝对值(元)		差(元)	比
			城市	农村	城市	农村		城市	农村	城/农	城/农
2004	7590.3	4.75	4939.2	2651	0.651	0.349	583.9	1262	302	960	4.18
2005	8659.9	4.68	6305.6	2354	0.728	0.272	662.3	1126	316	810	3.57
2006	9843.3	4.65	7174.7	2669	0.729	0.271	748.8	1248	362	886	3.45
2007	11574	4.35	8968.7	2605	0.775	0.225	876	1516	358	1158	4.25
2008	14535	4.63	11251.9	3283	0.774	0.226	1095	1862	455	1407	4.09
2009	17541	5.15	13535.6	4006	0.772	0.228	1314	2177	562	1615	3.87
2010	19980	4.98	15508.6	4471	0.776	0.223	1490	2316	666	1650	3.48
2011	20205	5.01	17004.6	4982	0.768	0.229	1587	2415	739	1749	3.36
2012	24268	5.15	18542.4	5726	0.764	0.236	1801	2695	871	1824	3.09
2013	31669	5.39	23644.9	8024	0.747	0.253	2327	3234	1274	1960	2.54
2014	35312	5.55					2581	3356	1288	2068	2.61

资料来源：基于《2015年中国卫生统计年鉴》数据整理而得。

从全国各地区城乡卫生费用情况看，这种差距同样明显。表 3－2 我国各地区城乡人均卫生费用的数据表明，除上海以外每个省份都存在城市人均卫生费用高于农村的情况。城乡差距最小的是青海和浙江，城市和农村人均卫生费用之比分别是 1.2 和 1.32。最高比值出现在西藏，是 8.64，不少省份也在 2 倍以上。

表 3－2　　　我国各地区城乡人均医疗卫生费用（2014 年）

地区	城镇人均医疗保健支出（元）	农村人均医疗保健支出（元）	城镇／农村
北京	1717.6	1167.1	1.47
天津	1694.3	732.6	2.31
河北	1117.3	696	1.61
山西	1020.6	559	1.83
内蒙古	1394.8	831.2	1.68
辽宁	1343	789.5	1.70
吉林	1692.1	968.6	1.75
黑龙江	1334.8	839.2	1.59
上海	1350.3	1990.9	0.68
江苏	1122	809.9	1.39
浙江	1244.4	943.9	1.32
安徽	869.9	551.7	1.58
福建	935.5	481.7	1.94
江西	672.5	401.3	1.68
山东	1109.4	738.8	1.50
河南	1054.5	603.7	1.75
湖北	1033.5	624.4	1.66
湖南	1078.8	638.3	1.69
广东	1122.7	502	2.24
广西	776.3	413.4	1.88
海南	734.3	362.2	2.03
重庆	1245.3	535.9	2.32
四川	1019	557.4	1.83

地区	城镇人均医疗保健支出（元）	农村人均医疗保健支出（元）	城镇/农村
贵州	633.7	302.3	2.10
云南	1085.5	352.9	3.08
西藏	618	71.5	8.64
陕西	1310.2	776.4	1.69
甘肃	1117.4	513.3	2.18
青海	813.1	676.7	1.20
宁夏	1158.8	702	1.65
新疆	1179.8	593.4	1.99

资料来源：基于《2015年中国卫生统计年鉴》数据整理而得。

3.1.2 卫生设施的城乡差异

从医疗卫生服务机构的床位数分布来看，该项指标在城乡之间的配置也不均等，城市社区居民的千人拥有量要高于农村社区居民。截至2014年末，我国共拥有医疗卫生服务机构床位数660.12万张，其中，城市医疗卫生服务机构床位数490.31万张，占74.2%，农村医疗卫生服务机构床位数169.81万张，占25.8%，城市医疗卫生服务机构床位数是农村的近3倍。从城乡人口数与城乡床位数对比来看，占全国总人口54.77%的城市居民却拥有占全国74.2%的医疗卫生服务机构床位资源。从每千人拥有的床位数来看，农村社区居民每千人拥有床位数1.34张，农村社区居民每千人拥有的床位数远低于全国每千人拥有床位数4.85张的水平。其他年份数据也呈现出类似上述的结论，详细数据见表3-3。

表3-3　　　　　　　　医疗机构床位分布情况

年份	城镇人口		卫生机构床位数（万张）		每千人口医疗机构床位（张）	每千农业人口乡镇卫生院床位数（张）
	人口数（万人）	比重（%）	合计	乡镇卫生院		
1980	19140	19.39	218.44	77.54	2.19	0.95
1985	25094	23.71	248.71	72.06	2.33	0.86

续表

年份	城镇人口		卫生机构床位数（万张）		每千人口医疗机构床位（张）	每千农业人口乡镇卫生院床位数（张）
	人口数（万人）	比重（％）	合计	乡镇卫生院		
1990	30195	26.41	292.54	72.29	2.53	0.81
1995	35174	29.04	314.06	73.31	2.55	0.81
2000	45906	36.22	317.70	73.48	2.47	0.8
2005	56212	42.99	336.75	67.82	2.62	0.78
2006	57706	43.90	351.18	69.62	2.7	0.8
2007	59379	44.94	370.11	74.72	2.83	0.85
2008	60667	45.68	403.87	84.69	3.06	0.96
2009	62186	46.59	441.66	93.34	3.31	1.05
2010	66978	49.95	478.68	99.43	3.56	1.12
2011	69079	51.27	515.98	102.63	3.81	1.16
2012	71182	52.57	572.47	109.93	4.24	1.24
2013	73111	53.73	618.19	113.65	4.55	1.30
2014	74916	54.77	660.12	116.72	4.85	1.34

资料来源：基于《中国卫生统计年鉴（2015）》、《中国统计年鉴（2015）》整理而得。

3.2 我国基本医疗卫生服务的地区差异现状

3.2.1 我国医疗卫生服务地区差异的平均水平分析

由于各种原因造成的我国各地区经济发展水平的不平衡，是导致各地区卫生条件差异的直接原因。据统计，2012 年我国在卫生、社会保障方面的基本建设投资为 299.02 亿元，其中经济最为发达的广东、山东、浙江、江苏四省投资额分别为 17.62 亿元、20.91 亿元、26.22 亿元和 16.49 亿元，共占全国投资总额的 27.2％；而最低的青海省投资额为 1.47 亿元, 不到全国的 0.5%。①

2009 ~ 2014 年, 全国、东部、中部、西部地区医疗机构床位数分别维持在 441 万 ~ 660 万张、182 万 ~ 261 万张、139 万 ~ 209 万张、119 万 ~ 190 万张之间（见表 3 – 4、图 3 – 1）; 全国、东部、中部、西部地区每千人口卫生技术人员数分别维持在 4.15 ~ 5.56 人、4.93 ~ 6.31 人、3.79 ~ 5.17 人、3.59 ~ 5.48 人（见表 3 – 5、图 3 – 2）。中部、西部地区拥有卫生资源水平相对较低, 且都低于全国卫生资源水平。医疗机构床位数中部地区略高于西部地区, 东部地区医疗卫生机构数一直最高且呈现稳定上升的趋势。每千人口卫生技术人员数自 2012 年以来中部地区略高于西部地区; 东部地区卫生资源拥有量处于最高, 每千人口卫生技术人员数历年均高于全国水平, 且在 2013 年大幅度增加, 2014 年恢复到正常水平。

表 3 – 4　　　中国分地区医疗卫生机构床位数（2009 ~ 2014 年）　　单位: 万张

年份	总数	东部地区	中部地区	西部地区
2009	441.66	182.81	139.09	119.75
2010	478.68	197.56	150.50	130.62
2011	515.99	211.86	161.46	142.66
2012	572.48	232.39	179.13	160.96
2013	618.19	247.61	193.74	176.84
2014	660.12	261.03	209.09	190.00

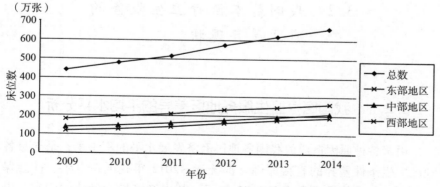

图 3 – 1　2009 ~ 2014 年全国分地区医疗机构床位数

① http: //www. fsa. gov. cn/web_db/sdzg2006/MAP/CGL/glbg12. htm

表 3-5　　中国分地区每千人口卫生技术人员数（2009～2014 年）　　单位：人

年份	全国	东部地区	中部地区	西部地区
2009	4.15	4.93	3.79	3.59
2010	4.37	5.22	3.93	3.76
2011	4.58	5.49	4.04	4.00
2012	4.94	5.33	4.65	4.71
2013	5.27	6.31	4.56	4.76
2014	5.56	5.92	5.17	5.48

资料来源：基于《中国卫生统计年鉴（2015）》、《中国统计年鉴（2015）》整理而得。

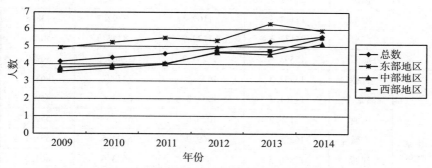

图 3-2　2009～2014 年全国分地区每千人口卫生技术人员数

从人均医疗保健支出看，2014 年，全国、东部、中部、西部地区城镇居民人均医疗保健支出分别维持在 1305.6 元、734.3～1717.6 元、672.5～1692.1 元、618～1394.8 元之间；全国、东部、中部、西部地区农村居民人均医疗保健支出分别维持在 753.9 元、362.2～1990.9 元、401.3～968.6 元、71.5～831.2 元之间；中部、西部地区人均医疗保健支出相对东部地区低，东部地区人均医疗保健支出最高，其中东部地区城镇居民医疗保健支出基本都在 1000 元以上（见表 3-6）。

表 3-6　　　我国东中西部各地区人均医疗卫生支出（2014 年）　　单位：元

	地区	城镇居民人均年现金消费支出	城镇居民人均医疗保健支出	农村居民人均年现金消费支出	农村居民人均医疗保健支出
东部地区	北京	26274.9	1717.6	13553.2	1167.1
	天津	21711.9	1694.3	10155	732.6

续表

地区		城镇居民人均年现金消费支出	城镇居民人均医疗保健支出	农村居民人均年现金消费支出	农村居民人均医疗保健支出
东部地区	辽宁	18029.7	1343	7159	789.5
	河北	13640.6	1117.3	6134.1	696
	上海	28155	1350.3	14234.7	1990.9
	江苏	20371.5	1122	9909.8	809.9
	浙江	23257.2	1244.4	11760.2	943.9
	福建	20092.7	935.5	8151.2	481.7
	山东	17112.2	1109.4	7392.7	738.8
	广东	24133.3	1122.7	8343.5	502
	海南	15593	734.3	5465.6	362.2
中部地区	吉林	15932.3	1692.1	7379.7	968.6
	黑龙江	14161.7	1334.8	6813.6	839.2
	山西	13166.2	1020.6	5812.7	559
	安徽	16285	869.9	5724.5	551.7
	江西	13850.5	672.5	5653.6	401.3
	河南	14822	1054.5	5627.7	603.7
	湖北	15749.5	1033.5	6279.5	624.4
	湖南	15887.1	1078.8	6609.5	638.3
西部地区	内蒙古	19249.1	1394.8	7268.3	831.2
	广西	15417.6	776.3	5205.6	413.4
	重庆	17813.9	1245.3	5796.4	535.9
	四川	16343.5	1019	6308.5	557.4
	贵州	13702.9	633.7	4740.2	302.3
	云南	15156.1	1085.5	4743.6	352.9
	西藏	12231.9	618	3574	71.5
	陕西	16679.7	1310.2	5724.2	776.4
	甘肃	14020.1	1117.4	4849.6	513.3
	青海	13539.5	813.1	6060.2	676.7
	宁夏	15321.1	1158.8	6489.7	702
	新疆	15206.2	1179.8	6119.1	593.4

资料来源：基于《中国卫生统计年鉴（2015）》、《中国统计年鉴（2015）》整理而得。

从城镇居民人均医疗保健支出、医疗卫生机构数、医疗机构床位数及千人拥有卫生技术人员数等具体指标看，全国各地区之间都存在差距。我们首先计算每一指标的全国平均值，然后看每省（市）该指标占全国平均值的比值。从各省四个指标占全国平均值的比值看，各地之间存在不小的差异。从城镇居民人均医疗保健支出看，有 16 个省（市）的城镇人均医疗保健支出高出全国平均值，有 15 个省（市）低于平均值。北京最高，占全国平均值的 1.54，最低值在西藏，只占全国平均值的 0.55，两者差距是 2.8 倍。从医疗卫生机构数看，有 13 个省（市）数值高于全国平均值，有 18 个省（市）数值低于全国平均值，最高值出现在河北，高达全国平均值的 2.49 倍，山东是全国平均值的 2.43 倍。最小数值出现在宁夏，是平均值的 0.13。从医疗机构床位数看，有 14 个省（市）在平均值之上，17 个省市在平均值之下。最高值出现在广东和江苏，分别是全国平均值的 2.66 和 2.04 倍，最低值出现在西藏，是平均值的 0.02，其次是青海和海南，只有平均值的 0.14。从每千人拥有卫生技术人员数看，有 13 个省（区、市）在全国平均值之上，有 18 个省（区、市）在全国平均值之下。最高值出现在北京，是平均值的 1.75 倍，最低值出现在西藏，是平均值的 0.72（见表 3-7）。

75

表 3-7　　　　　　　　　医疗资源的地区差距

省份	城镇居民人均医疗保健支出（元）	占全国平均值比	医疗卫生机构数（个）	占全国平均值比	医疗机构床位数（个）	占全国平均值比	每千人拥有卫生技术人员数（个）	占全国平均值比
北京	1717.6	1.54	9638	0.30	107133	1.05	9.91	1.75
天津	1694.3	1.52	4990	0.16	53494	0.52	5.6	0.99
河北	1343	1.20	78895	2.49	125325	1.23	4.76	0.84
山西	1117.3	1.00	40777	1.29	86466	0.85	5.74	1.01
内蒙古	1350.3	1.21	23426	0.74	62250	0.61	6.17	1.09
辽宁	1122	1.01	35441	1.12	167506	1.64	5.84	1.03
吉林	1244.4	1.11	19891	0.63	72758	0.71	5.5	0.97
黑龙江	935.5	0.84	21229	0.67	123102	1.20	5.54	0.98

续表

省份	城镇居民人均医疗保健支出（元）	占全国平均值比	医疗卫生机构数（个）	占全国平均值比	医疗机构床位数（个）	占全国平均值比	每千人拥有卫生技术人员数（个）	占全国平均值比
上海	1109.4	0.99	4984	0.16	114445	1.12	6.76	1.19
江苏	1122.7	1.01	31995	1.01	208907	2.04	5.76	1.02
浙江	734.3	0.66	30358	0.96	130735	1.28	6.82	1.20
安徽	1692.1	1.52	24824	0.78	120243	1.18	4.41	0.78
福建	1334.8	1.20	28030	0.89	74515	0.73	5.43	0.96
江西	1020.6	0.91	38873	1.23	70408	0.69	4.43	0.78
山东	869.9	0.78	77012	2.43	217428	2.13	6.17	1.09
河南	672.5	0.60	71154	2.25	183258	1.79	5.24	0.93
湖北	1054.5	0.94	36077	1.14	146307	1.43	5.77	1.02
湖南	1033.5	0.93	61571	1.94	134191	1.31	5.07	0.90
广东	1078.8	0.97	48085	1.52	271669	2.66	5.44	0.96
广西	1394.8	1.25	34667	1.10	77446	0.76	5.44	0.96
海南	776.3	0.70	5075	0.16	14139	0.14	5.6	0.99
重庆	1245.3	1.12	18767	0.59	91619	0.90	5.16	0.91
四川	1019	0.91	71070	2.24	184076	1.80	5.55	0.98
贵州	633.7	0.57	28995	0.92	52643	0.51	4.85	0.86
云南	1085.5	0.97	24281	0.77	59502	0.58	4.43	0.78
西藏	618	0.55	6795	0.21	2222	0.02	4.05	0.72
陕西	1310.2	1.17	37247	1.18	98196	0.96	6.69	1.18
甘肃	1117.4	1.00	27916	0.88	53306	0.52	4.88	0.86
青海	813.1	0.73	6241	0.20	14152	0.14	5.82	1.03
宁夏	1158.8	1.04	4255	0.13	22184	0.22	6.01	1.06
新疆	1179.8	1.06	18873	0.60	30255	0.30	6.68	1.18
平均值	1116.11	1	31659	1	102254	1	5.66	1

资料来源：基于《中国卫生统计年鉴（2015）》、《中国统计年鉴（2015）》整理而得。

从上述四个指标的地区差异看，东部发达地区在城镇居民人均医疗保健支出、医疗卫生机构数、医疗机构床位数及千人拥有卫生技术人员数等具体指标方面都高出全国平均值，而西部地区则低于全国平均值，最高值与最低值的差距还是很大的。

为了更加清晰地反映各地区医疗卫生资源差异情况，我们再引入偏离度这一概念，偏离度是指实际数据与目标数据相差的绝对值所占目标数据的比重。为了描述各地区偏离正向还是负向，这里对偏离度的计算方法稍作变动，即：

$$偏离度 = (X - A)/A$$

其中，A 为目标数据，即全国的平均水平；X 为实际数据，在这里即为每千人医疗机构床位数和每千人卫生技术人员数。如果某一地区的实际指标数据与平均值越接近，其偏离度就越小。如果偏离度为负值，说明该地区处于不利水平，反之亦然。

卫生技术人员包括执业医师、执业助理医师、注册护士、药师（士）、检验技师（士）、影像技师（士）、卫生监督员和见习医（药、护、技）师（士）等卫生专业人员，不包括从事管理工作的卫生技术人员（如院长、副院长、党委书记等）。[1] 每千人卫生技术人员数是衡量一个地区医疗卫生服务水平高低的一个重要指标。从图 3-3 来看，北京偏离度较大，大于 0.5，即超出全国平均的 150% 以上，其他发达地区，如上海、浙江地区的偏离度相对也比较大。居于全国平均水平之上的地区还有经济水平居于中等地区的内蒙古、陕西等地区，还包括经济欠发达地区，如宁夏、新疆等，这一方面受人口因素的影响，另一方面也是国家对民族地区优惠政策的体现。而人口密度密集的省份，如湖南、重庆等地区的偏离度均为负值，说明这些地区在该类资源分配中处于相对不利的地位。图 3-3 中从"医疗机构床位数"指标计算的偏离度来看，广东、山东、江苏等地偏离度较大。西部欠发达地区的偏离度基本呈现负值，说明这些地区的医疗机构配置处于不利状态，需要国家的更多政策支持。不过，每千人拥有技术人员数配置均等化程度相对后者而言更为均衡。

① 见《中国卫生经费统计年鉴（2010）》。

77

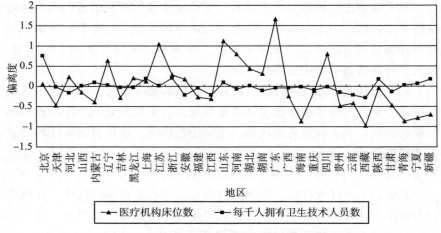

图 3 - 3 2014 年各地区医疗卫生资源的偏离度

3.2.2 我国医疗卫生服务地区差异的泰尔指数分析

1. 数据与方法

为了系统地呈现我国卫生资源地区间的分布差异，本书运用泰尔（Theil）指数 L 及其分解方法①，分别以 2003～2014 年各城市辖区的医院数、医院床位数以及和医院医生数为考察对象，计算反映东部、中部、西部三大地带间的差异和三大地带内省间的差异，以及各省区的省内差异的泰尔指数，以及反映城市医院医疗资源配置的均等化水平。按照 2015 年《中国卫生统计年鉴》，东部、中部、西部的统计分组情况如下：东部地区包括辽宁、江苏、浙江、福建、山东、广东、海南、河北8 个省；中部地区包括山西、吉林、黑龙江、安徽、江西、河南、湖北、湖南8 个省；西部地区包括内蒙古、四川、贵州、云南、西藏、陕西、甘肃、青海、宁夏、广西10 个省（自治区）；由于二阶分解的分析单元为地（县）级市，北京、天津、上海和重庆作为直辖市未纳入分组，新疆地区也因数据缺乏而未纳入分组。

泰尔指数或称泰尔熵标准，最早是由泰尔和亨利（Theil and Henri，

---

① Theil, Henri, *Economics and Information Theory*, Amsterdam, North Holland pub. co. , 1967.

1967）利用信息理论中的熵作为衡量个人之间或者地区间收入差距（或"不平等度"）的指标。泰尔指数的最大优点就在于它所代表的公平性可以进行分解，求出不同层次、不同组别的公平性。目前，泰尔指数被广泛用于衡量地区间卫生资源配置的均衡性，如龚向光和胡善联（2005）、冯海波和陈旭佳（2009）、王莹（2008）以及张彦琦和唐贵立等（2008）。泰尔指数有 Theil – T 和 Theil – L 之分，前者以 GDP 比重加权，而后者以人口比重加权。本章认为，在医疗卫生资源的配置方面，公民不应因性别、年龄、民族、户籍等差异而受到不同的待遇，政府在公共资源配置过程中应以人口多寡为权数，所以这里的分析采用以人口比重加权的泰尔指数，即 Theil – L 指数，其计算公式如下：

$$L = \sum_i \left(\frac{P_i}{P}\right) \log\left(\frac{P_i}{P} \bigg/ \frac{Y_i}{Y}\right) \tag{3-1}$$

上式中，i 表示区域，在这里，i = 1，2 或 3，分别表示东部、中部和西部地区。P_i 和 P 分别为 i 区域和全国地级以上城市的人口数，Y_i 和 Y 分别为 i 区域和全国的地级以上城市医院医疗资源数量，泰尔指数衡量了该医疗资源的配置情况。不过，泰尔指数的数值只有相对意义而无绝对意义。虽然泰尔指数涉及对数运算，但在取不同正数作底时，泰尔指数结果只差 1 个常数因子，这也说明了泰尔指数的相对意义作用，因此，本章分析中取 e 为底。泰尔指数的大小表明所研究要素在各地间分布差异的大小，泰尔指数越小，说明差异越小，反之，则越大。

泰尔指数的最大优点就在于它所代表的公平性可以进行分解，求出不同层次、不同组别的公平性。如果以省级行政单元为基本区域单元，则可对泰尔指数 L 作一阶分解，从而将全国的总体差异分解为东、中、西三大区域间的差异和三大区域内各省之间的差异。

当基本区域单元为省级行政单元时，全国总体差异的 Theil – L 指数可用下式表示：

$$\begin{aligned}
L(p) &= \sum_i \sum_j \left(\frac{P_{ij}}{P}\right) \log\left(\frac{P_{ij}}{P} \bigg/ \frac{Y_{ij}}{Y}\right) \\
&= \sum_i \left(\frac{P_i}{P}\right) \log\left(\frac{P_i}{P} \bigg/ \frac{Y_i}{Y}\right) + \sum_i \left(\frac{P_i}{P}\right)\left[\sum_j \left(\frac{P_{ij}}{P_i}\right) \log\left(\frac{P_{ij}}{P_i} \bigg/ \frac{Y_{ij}}{Y_i}\right)\right] \\
&= L_{BR} + L_{WR}
\end{aligned} \tag{3-2}$$

上式中，P_i 和 Y_i 分别为第 i 区域的人口数和医疗卫生资源数，而

P_{ij}和Y_{ij}分别为第 i 区域第 j 省的人口数和医疗卫生资源数。L_{BR}表示区域间的差异，L_{WR}表示区域内各省之间的差异。

当基本区域单元为地（县）级行政单元时，则可对 Theil 指数作二阶段嵌套分解，从而将全国的总体差异分解为省内差异、省间差异和地带间差异。按照上述思路，全国总体差异的 Theil – L 指数可用下式分解：

$$
\begin{aligned}
L(p) &= \sum_i \sum_j \sum_k \left(\frac{P_{ijk}}{P}\right)\log\left(\frac{P_{ijk}}{P}\middle/\frac{Y_{ijk}}{Y}\right) \\
&= \sum_i \left(\frac{P_i}{P}\right)\log\left(\frac{P_i}{P}\middle/\frac{Y_i}{Y}\right) \\
&\quad + \sum_i \left(\frac{P_i}{P}\right)\left[\sum_j \left(\frac{P_{ij}}{P_i}\right)\log\left(\frac{P_{ij}}{P_i}\middle/\frac{Y_{ij}}{Y_i}\right)\right] \\
&\quad + \sum_i \sum_j \left(\frac{P_{ij}}{P}\right)\left[\sum_k \left(\frac{P_{ijk}}{P_{ij}}\right)\log\left(\frac{P_{ijk}}{P_{ij}}\middle/\frac{Y_{ijk}}{Y_{ij}}\right)\right] \\
&= L_{BR} + L_{BP} + L_{WP}
\end{aligned}
\tag{3-3}
$$

其中，P_{ijk}和Y_{ijk}分别为第 i 区域第 j 省第 k 地级市的人口数和医疗卫生资源数。L_{BR}表示区域间差异组分，L_{BP}表示省间差异组分，L_{WP}表示省内差异组分。

2. 我国基本医疗卫生服务地区差异的现状

为了刻画我国各区域医疗卫生资源的分配情况，下面运用 Theil – L 指数的计算及其分解方法，得出反映我国城市医院医疗资源配置均等化程度的泰尔指数（见表3 – 8）

表3 – 8　我国 2014 年城市辖区医疗卫生资源的泰尔指数及贡献率

差异组分	医院数		医院床位数		医院医生数	
	泰尔指数	贡献率（%）	泰尔指数	贡献率（%）	泰尔指数	贡献率（%）
区域间差异	0.004884	—	0.000757	—	0.000953	—
省间差异	0.041421	100	0.005898	100	0.005191	100
东部	0.021499	51.9	0.003179	53.9	0.001850	35.6
中部	0.012436	30	0.001568	26.6	0.001460	28.1
西部	0.007486	18.1	0.001151	19.5	0.001881	36.3

资料来源：根据前文中的理论方法，对我国城市辖区医疗卫生资源进行泰尔指数测算，得出如上计算结果。

从表3-8来看，我国城市医疗卫生资源配置在区域间的差异均不大，反映医院配置的泰尔指数为0.004884，"医院医生数"的泰尔指数为0.000953，而"医院床位数"的泰尔指数最小，为0.000757。上表还列明了东部、中部、西部差异对省间差异的贡献率，贡献率数值的大小反映了各项差异对省间差异的影响程度。从省间差异来看，反映"医院数"的泰尔指数为0.041421，反映"医院床位数"的泰尔指数为0.005898，反映"医院医生数"的泰尔指数为0.005191，可见，省间差异也不大，呈现出与区域间差异相似的特征。可见，城市医疗资源在区域间和省间的不均等都不是医疗资源配置不均等的主要原因。

表3-9为2014年各城市的地区生产总值和财政预算内收入的泰尔指数及其贡献率。从纵向数据来看，2000年至2014年的地区生产总值和财政预算内收入的泰尔指数及其贡献率与2014年的极其相似，在此不再详述。不过，反映城市经济状况的两项指标的总体差异的泰尔指数明显大于医疗卫生资源的总体差异的泰尔指数。

表3-9 我国2014年城市辖区经济状况指标的泰尔指数及贡献率

差异组分	地区生产总值（GDP）		地方财政预算内收入	
	泰尔指数	贡献率（%）	泰尔指数	贡献率（%）
区域间差异	0.030671	—	0.117678	—
省间差异	0.020412	100	0.030124	100
东部	0.009370	45.90	0.017018	56.49
中部	0.000257	1.26	0.004753	15.78
西部	0.010785	52.84	0.008353	27.73

资料来源：根据前文中的理论方法，对我国城市辖区经济状况进行泰尔指数测算，得出如上计算结果。

如图3-4所示，从总体上看，反映医疗资源配置均等化程度的泰尔指数均呈下降趋势，其中，"医院数"的泰尔指数在不同年份的波动较为明显。而"地区生产总值"的泰尔指数在2005～2009年之间呈现稳步上升的趋势，2009年以后呈现稳步下降的趋势，表明2009年以后，各省之间的地区生产总值的省间差异越来越小。总体而言，"医院床位数"和"医院医生数"的省间差异泰尔指数在各年间的省间差异不大（见表3-10、表3-11、表3-12、表3-13）。

表 3－10   2003～2014 年各地区卫生机构数

单位：个

年份	2003	2004	2005	2006	2007	2008	2009	2010	2011	2012	2013	2014
总计	291323	297540	298997	308969	298408	278337	916571	936927	954389	963857	974398	981432
东部	105147	111777	113705	120703	118895	108499	333717	339306	342440	336430	350906	354503
中部	84221	85627	85398	87163	83387	79527	302801	308990	315298	327728	314415	314396
西部	101955	100135	99894	101103	96126	90311	280053	288631	296651	299699	309077	312533
北京	5073	4835	4818	4877	6210	6497	9734	9411	9495	9501	9683	9638
天津	2654	2560	2472	2367	2334	2784	4238	4542	4428	4436	4689	4990
河北	16868	17760	18046	17733	19425	15632	80963	81403	80185	81006	78485	78895
山西	9384	9510	9430	9776	9780	9431	39917	41098	40339	40698	40281	40777
内蒙古	6859	7416	7629	7958	9076	7162	22677	22565	22908	22918	23257	23426
辽宁	13404	14230	14925	15876	14819	14627	34729	34805	35229	35306	35612	35441
吉林	7695	8219	8755	9696	9683	9659	18543	19385	19785	19985	19913	19891
黑龙江	8469	8230	8326	8181	8464	7928	21825	22073	21749	21659	21369	21229
上海	2319	2551	2526	2519	2678	2822	4460	4708	4740	4739	4929	4984
江苏	12646	14447	15324	17143	19116	13357	30571	30956	31680	31780	30998	31995
浙江	11177	11937	12555	14230	15669	15290	29549	29939	30515	31523	30063	30358
安徽	8687	8973	9197	9288	8502	7837	24799	22997	22884	23008	24645	24824
福建	8525	8672	7934	9652	4556	4478	26613	27017	27147	27231	28175	28030
江西	11363	12080	10669	10210	9456	8229	34005	34068	39154	40236	38902	38873

续表

年份	2003	2004	2005	2006	2007	2008	2009	2010	2011	2012	2013	2014
山东	14417	16526	16323	17016	15270	14973	63885	66967	68275	69264	75426	77012
河南	13621	13821	14554	14629	11888	11683	75722	75741	76128	77136	71464	71154
湖北	10049	9909	9459	10052	11093	10305	32790	34269	35625	35986	35631	36077
湖南	14953	14885	15008	15331	14521	14455	55200	59359	59634	59873	62210	61571
广东	15409	15744	16318	16953	16488	15819	44314	44880	45930	46029	47835	48085
广西	7966	9034	9416	9977	10060	10427	32355	32741	34026	33689	33943	34667
海南	2655	2515	2464	2337	2330	2220	4661	4678	4816	4762	5011	5075
重庆	6285	6539	6380	6613	6293	6265	16497	17495	17650	18035	18926	18767
四川	27655	24605	23832	24015	21380	20738	72914	74283	75815	76021	80037	81070
贵州	6499	6664	6571	6147	5956	5848	24707	25420	25943	25867	29177	28995
云南	9926	9436	10110	10020	9693	9249	22365	22888	23248	23268	24264	24281
西藏	1305	1326	1378	1349	1322	1326	4959	4960	6602	6942	6725	6795
陕西	11831	11703	11701	11631	9708	8812	33928	35696	36396	37802	37137	37247
甘肃	11201	11404	11849	12022	12024	10534	25299	26673	26632	27012	26697	27916
青海	1461	1439	1478	1643	1619	1582	5959	5781	5887	5902	6020	6241
宁夏	1499	1483	1463	1553	1530	1629	4149	4129	4132	4231	4231	4255
新疆	9468	9086	8087	8175	7465	6739	14244	16000	17412	18012	18663	18873

资料来源：基于《中国卫生统计年鉴（2015）》、《中国统计年鉴（2015）》整理而得。

表 3 – 11　2003～2014 年各地区卫生技术人员数

单位：人

年份	2003	2004	2005	2006	2007	2008	2009	2010	2011	2012	2013	2014
总计	4306471	4392908	4460187	4624140	4787610	5030038	5535124	5876158	6201858	6625110	7210578	7589790
东部	1826040	1885349	1930928	2045420	2126078	2239598	2436566	2605973	2760164	2610108	3207385	3348271
中部	1388755	1408740	1415481	1441373	1476534	1552799	1713931	1791708	1855917	2443371	2101505	2214311
西部	1091676	1098720	1113778	1137347	1184998	1237641	1384627	1468477	1576777	1571631	1891688	2017208
北京	112043	116638	119943	126903	139706	150411	161139	171326	181936	160231	203741	213245
天津	60795	60521	61085	62057	63579	65161	67930	70460	73318	75236	81083	84880
河北	216962	223745	229696	234133	243209	247451	268049	292157	301672	309863	333032	351513
山西	143810	147561	146671	149371	145162	159591	186310	193891	191416	190658	203385	209474
内蒙古	101153	101730	102587	102336	105790	109727	134988	125831	131603	132651	148202	154483
辽宁	210705	212644	209346	216457	215491	217904	226425	232079	235623	236982	254692	256284
吉林	128638	128732	125702	128471	125776	127905	132554	138393	139010	142351	145934	151427
黑龙江	149964	149274	150657	151916	158726	161939	175319	192048	195029	198635	207601	212207
上海	102211	101661	103479	109009	120903	127471	132826	137131	140740	149867	157109	164054
江苏	242586	250134	257137	275368	286482	291125	308981	328243	350544	360236	428894	458503
浙江	173010	185376	198148	214622	228425	242908	266254	288481	306922	326021	352466	375902
安徽	152665	157993	159788	169181	174724	187770	208584	211539	217591	220365	253532	268039
福建	96902	100502	100945	106586	94563	103341	130809	142916	158791	160321	197545	206516
江西	115036	118196	115986	119761	126598	139764	150741	158007	165938	169868	190092	201362

续表

年份	2003	2004	2005	2006	2007	2008	2009	2010	2011	2012	2013	2014
山东	308123	320918	323759	336669	340519	375817	414971	448861	481738	490365	596987	603785
河南	278656	284231	289157	300712	297854	309923	359891	372818	396300	410320	468536	494815
湖北	207860	213805	215037	217950	227116	233823	246985	255793	268122	271265	309343	335583
湖南	212126	208948	212483	204011	220578	232084	253547	269219	282511	290336	323082	341404
广东	273620	283351	297334	332829	360656	384134	421325	454799	485585	499875	553728	583009
广西	118181	125455	129151	133924	145579	155620	172910	189554	204011	213065	240892	258599
海南	29083	29859	30056	30787	32545	33875	37857	39520	43295	44968	48108	50580
重庆	77449	77516	78780	79805	83650	88744	100008	111079	120151	136598	142133	154278
四川	240898	236035	236028	240444	255332	267591	303051	325608	352259	375698	426988	451938
贵州	77557	76699	81723	82324	85282	89313	96753	103954	113801	123026	155905	169963
云南	112396	113871	118429	121424	123732	126237	135207	143139	150982	159683	193217	208905
西藏	8287	8569	8913	8895	8069	9435	10115	10083	10782	10963	11638	12882
陕西	134732	134591	136550	139065	141687	148328	171840	181438	197173	201203	239054	252611
甘肃	82306	81932	83016	85581	85348	87633	91255	98865	105908	110326	118089	126396
青海	19822	19637	19518	20119	20337	21745	24044	24909	27520	292012	32431	33936
宁夏	23126	22897	22817	23591	25521	26415	28428	29962	31983	30098	37288	39800
新疆	95769	99788	96266	99839	104671	106853	116028	124055	130604	132024	145851	153417

资料来源：基于《中国卫生统计年鉴（2015）》、《中国统计年鉴（2015）》整理而得。

表3－12　2003~2014年各地区医疗机构床位数

单位：张

年份	2003	2004	2005	2006	2007	2008	2009	2010	2011	2012	2013	2014
总计	3164022	3268374	3367502	3496033	3701076	4036483	4416612	4786831	5159889	5244787	6181891	6601214
东部	1335591	1393042	1452325	1510920	1588223	1704780	1828145	1975614	2118614	2049778	2476121	2610290
中部	993591	1015797	1033700	1072494	1126198	1250431	1390939	1504979	1614686	1768094	1937375	2090868
西部	834840	859535	881477	912619	986655	1081272	1197528	1306238	1426589	1226915	1768395	1900056
北京	74148	77155	79077	81440	83925	86153	90100	92764	94735	96527	104011	109811
天津	40132	40994	41556	43600	44335	46054	46353	48828	49423	50231	57733	60869
河北	158822	158223	162267	173024	195637	213965	232638	249725	266479	293654	303497	322909
山西	103739	108501	108132	112105	108742	127263	144517	155885	15713	15803	172620	177442
内蒙古	65163	66699	69442	69753	73900	81068	87390	93350	10063	11023	120065	129011
辽宁	171076	177293	177896	179415	179952	182972	191492	204208	21581	22326	241860	255513
吉林	86112	86353	87680	90492	94373	99329	108345	115057	12124	13024	133245	140995
黑龙江	115930	119647	119833	123176	126058	135600	146572	159914	16525	17036	189183	201337
上海	84416	86361	90805	93214	95960	97352	99704	105083	107130	108032	114314	117510
江苏	178255	188990	200126	208902	220369	236541	250809	269548	296390	298265	368287	392293
浙江	126678	135139	141216	148122	154663	160873	170199	184097	194759	200329	230056	245756
安徽	119777	122207	127193	133321	139625	159724	174483	188010	204210	210236	235959	252044
福建	78309	80272	81718	84536	79645	88579	104290	113043	124232	130215	156149	164781
江西	83099	84115	85112	88061	94862	105106	115445	124640	135570	140226	174299	186727

续表

年份	2003	2004	2005	2006	2007	2008	2009	2010	2011	2012	2013	2014
山东	216892	230164	248301	258425	278791	319905	347052	382254	416148	420139	489737	500631
河南	203678	209046	213998	223810	239511	268004	302378	327569	349612	365123	429810	459338
湖北	136323	137835	139580	142152	150633	167673	187156	200394	223980	226590	288169	317500
湖南	144933	148093	152172	159377	172394	187732	212043	233510	257687	269532	314090	355485
广东	188543	200057	210462	220315	234179	250497	271982	300083	325038	339658	378367	405751
广西	88348	91962	93822	96765	105223	118365	131569	143695	152039	159689	187216	201600
海南	18320	18394	18901	19927	20767	21889	23526	25981	28465	30214	32100	34466
重庆	63287	63899	64674	68250	74635	81950	92709	103624	115627	119329	147436	160579
四川	187741	191546	194944	200344	214512	243746	275085	301227	334663	356021	426635	459596
贵州	59281	61515	61778	66152	79150	83103	97527	105277	117534	120126	166724	182189
云南	96911	102167	106961	109895	119038	127560	140187	157143	173434	182321	210125	224899
西藏	6216	6413	6767	7496	6750	8720	8502	8838	9592	9845	11003	11929
陕西	102776	103076	106705	110943	117851	125189	134431	142334	153847	160295	185139	199372
甘肃	61069	61804	63648	65988	70290	76581	81520	90410	94907	96328	116064	122412
青海	15460	15530	15181	15470	16050	17352	19223	20451	23117	25102	29529	33007
宁夏	15740	16870	17802	18260	18927	20891	22142	23659	25805	26958	31134	32506
新疆	72848	78054	79753	83303	90329	96747	107243	116230	125391	130590	137325	142956

资料来源：基于《中国卫生统计年鉴（2015）》、《中国统计年鉴（2015）》整理而得。

88

单位：万人

表 3 - 13　2003～2014 年各地区人口数

年份	2003	2004	2005	2006	2007	2008	2009	2010	2011	2012	2013	2014
东部	48621	49251	50609	51177	51774	52280	53784	55039	55446	50992	56208	56560
中部	42829	43037	41738	41797	41847	42025	42169	42276	42374	54457	42671	42847
西部	36924	37127	35976	36157	36298	36522	36729	36070	36222	29198	36637	36836
北京	1456	1493	1538	1581	1633	1695	1755	1962	2019	2103	2115	2152
天津	1011	1024	1043	1075	1115	1176	1228	1299	1355	1402	1472	1517
河北	6769	6809	6851	6898	6943	6988	7034	7194	7241	7298	7333	7384
山西	3314	3335	3355	3375	3393	3410	3427	3574	3593	3602	3630	3648
内蒙古	2380	2384	2386	2397	2405	2413	2422	2472	2482	2501	2498	2505
辽宁	4210	4217	4221	4271	4298	4314	4319	4375	4383	4400	4390	4391
吉林	2704	2709	2716	2723	2730	2734	2740	2747	2749	2751	2751	2752
黑龙江	3815	3817	3820	3823	3824	3825	3826	3833	3834	3836	3835	3833
上海	1711	1742	1778	1815	1858	1888	1921	2303	2347	2352	2415	2426
江苏	7406	7433	7475	7550	7625	7677	7725	7869	7899	7903	7939	7960
浙江	4680	4720	4898	4980	5060	5120	5180	5447	5463	5489	5498	5508
安徽	6410	6461	6120	6110	6118	6135	6131	5957	5968	6003	6030	6083
福建	3488	3511	3535	3558	3581	3604	3627	3693	3720	3756	3774	3806
江西	4254	4284	4311	4339	4368	4400	4432	4462	4488	4490	4522	4542
山东	9125	9180	9248	9309	9367	9417	9470	9588	9637	9702	9733	9789

续表

年份	2003	2004	2005	2006	2007	2008	2009	2010	2011	2012	2013	2014
河南	9667	9717	9380	9392	9360	9429	9487	9405	9388	9401	9413	9436
湖北	6002	6016	5710	5693	5699	5711	5720	5728	5758	5749	5799	5816
湖南	6663	6698	6326	6342	6355	6380	6406	6570	6596	6602	6691	6737
广东	7954	8304	9194	9304	9449	9544	9638	10441	10505	10603	10644	10724
广西	4857	4889	4660	4719	4768	4816	4856	4610	4645	4625	4719	4754
海南	811	818	828	836	845	854	864	869	877	881	895	903
重庆	3130	3122	2798	2808	2816	2839	2859	2885	2919	3002	2970	2991
四川	8700	8725	8212	8169	8127	8138	8185	8045	8050	8049	8107	8140
贵州	3870	3904	3730	3757	3762	3792	3798	3479	3469	3487	3502	3508
云南	4376	4415	4450	4483	4514	4543	4571	4602	4631	4605	4687	4714
西藏	270	274	277	281	284	287	290	301	303	302	312	318
陕西	3690	3705	3720	3735	3748	3762	3772	3735	3743	3729	3764	3775
甘肃	2603	2619	2594	2606	2617	2628	2635	2560	2564	2601	2582	2591
青海	534	539	543	548	552	554	557	563	568	578	578	583
宁夏	580	588	596	604	610	617	625	633	639	629	654	662
新疆	1934	1963	2010	2050	2095	2130	2159	2185	2209	2216	2264	2298

资料来源：基于《中国卫生统计年鉴（2015）》、《中国统计年鉴（2015）》整理而得。

89

下面单独分析 2011~2014 年的地方财政预算内收入的泰尔指数的省间差异变化情况，如图 3-5 所示。

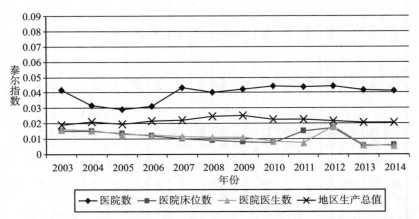

图 3-4 2003~2014 年经济状况及医疗资源分布省间差异的泰尔指数动态变化

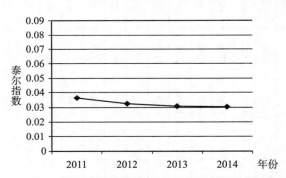

图 3-5 2011~2014 年地方财政预算内收入省间差异的泰尔指数动态变化

如图 3-5 所示，2011~2014 年，我国地方财政预算内收入省间差异的泰尔指数呈现逐年下降的趋势，表明自 2011 年以来，我国地方财政预算内收入的省间差异逐渐减小。

3.3 山东省基本医疗卫生服务不均等现状的个案分析

山东省现辖 17 个地级市，是中国东部沿海的重要省份，改革开放以来，全省经济持续快速发展，但由于多方面的原因，省内经济社会发展存在明显差异，在基本医疗卫生服务方面也存在比较大的差异。本文从《山东省卫生统计年鉴》与《山东省统计年鉴》（2006～2015年）中选取 2005～2014 年的卫生资源状况作为分析差异的指标，对山东省基本医疗卫生服务均等化程度的现状做了比较深入细致的分析，最终发现基本医疗卫生服务的差异和不均衡性主要体现在城乡之间的差异上。

3.3.1　山东省基本医疗卫生资源配置的水平分析

　　城乡卫生费用的差距直接造成了城乡居民在享受基本医疗卫生服务方面的不平等。城乡卫生总费用不平等必然表现为城乡占有卫生医疗资源的不平等。考虑到城乡之间人口的差异，我们从医疗卫生费用的人均比较来看，2014 年山东省城镇人均医疗卫生总费用为 2695 元，而农村人均医疗总费用仅为 871 元，城镇是农村的 3.09 倍。[①] 均等化现状从卫生总费用的城乡分配看，存在着严重的城市偏向。而这种偏向必然导致城乡占有医疗卫生资源的不平等，每千人拥有的卫生机构床位数和卫生技术人员数都会不同程度地存在着较严重的城乡差异。以千人拥有的卫生机构床位数为例，2005 年，城市每千人拥有卫生机构床位数为 2.62张，乡镇每千人拥有的卫生机构床位数仅为 0.78 个，到 2014 年，城市每千人拥有卫生机构床位数为 3.81 张，乡镇每千人拥有卫生机构床位数仅为 1.16 张[②]，乡镇与城市每千人拥有的卫生机构床位数差距始终较大，城乡差异突出，这些差异还只是数量上的差异，如果考虑城乡之间卫生医疗人员的技术水平和医疗设施质量的差距，则城乡间占有卫生医疗资源的不平等程度就会更大。

　　医疗机构数、卫生技术人员数及医疗机构床位数等是较具有代表性的医疗卫生资源，经常用于衡量一个国家或地区间的基本医疗卫生资源配置是否公平。为了更具体地考察同一地区城乡间的医疗卫生资源配置状况，我们从山东省现辖 17 个地市中选取了青岛、日照、济

91

---

　　① 孟庆平、牛菁馨：《山东省基本医疗卫生资源配置均等化之财政政策研究》，载于《经济与管理评论》2016 年第 2 期。

　　② 资料来源：2015 年《山东省统计年鉴》。

南、滨州四个市作为代表，以 4 个市 2014 年城乡拥有的医疗机构数、千人拥有医疗机构床位数、卫生技术人员、千人拥有卫生技术人员数四个指标进行卫生资源配置公平性的比较，详见表 3 - 14 至表 3 - 17。选取这四个城市主要是源于数据的可获得性。根据历年《卫生统计年鉴》上公布的市、县标准划分来替代城市与农村的基本医疗卫生资源数，用市区与县的数据进行卫生资源配置的比较。因为我国实行农村三级医疗卫生服务网络是以县医院为龙头、乡镇卫生院为骨干、村卫生室为基础的，因此以县级所在的资源来替代农村，具有一定科学合理性。

表 3 - 14　　　　济南市基本医疗卫生资源配置情况

地区	医疗机构数（个）	千人拥有医疗机构床位数（张）	卫生技术人员数（人）	千人拥有卫生技术人员数（人）
市区	2891	1.28	30178	8.61
平阴县	240	0.65	806	2.17
济阳县	694	0.82	1256	2.31
商河县	504	0.82	789	1.28
章丘市	763	0.76	3138	3.11

资料来源：济南市人力资源与社会保障局网站。

表 3 - 15　　　　青岛市基本医疗卫生资源配置情况

地区	医疗机构数（个）	千人拥有医疗机构床位数（张）	卫生技术人员数（人）	千人拥有卫生技术人员数（人）
市区	1367	0.56	23253	7.63
胶州	143	0.19	2879	3.84
即墨	81	0.08	4133	3.86
平度	171	0.13	4026	3.03
胶南	167	0.20	3020	3.60
莱西	88	0.12	2906	4.04

资料来源：青岛市人力资源与社会保障局网站。

表 3 – 16　　　　　　滨州市基本医疗卫生资源配置情况

地区	医疗机构数（个）	千人拥有医疗机构床位数（张）	卫生技术人员数（人）	千人拥有卫生技术人员数（人）
滨城区	83	0.13	3637	5.76
惠民县	22	0.03	1750	2.6
阳信县	38	0.09	1014	2.27
无棣县	31	0.07	996	2.23
沾化县	54	0.10	739	1.90
博兴县	30	0.06	1275	2.64
邹平县	41	0.06	1853	2.55

资料来源：滨州市人力资源与社会保障局网站。

表 3 – 17　　　　　　日照市基本医疗卫生资源配置情况

地区	医疗机构数（个）	千人拥有医疗机构床位数（张）	卫生技术人员数（人）	千人拥有卫生技术人员数（人）
东港区	226	0.33	4717	6.80
岚山区	14	0.03	607	1.44
莒县	80	0.16	1887	2.65
五莲县	73	0.07	1815	1.62

资料来源：日照市人力资源与社会保障局网站。

　　从上述四市的医疗卫生资源配置总体情况来看，不论是卫生技术人员数还是医疗机构数，医疗资源大多集中在市区，而县区资源的密度则有所不及。此外，省内不同城市之间医疗卫生资源的配置也有差异。作为省会的济南拥有的医疗机构数明显多于其他城市，主要原因是省会城市的优势所致。而经济较发达的济南和青岛拥有的医疗卫生资源又比发展程度相对落后些的滨州和日照要多。因此，数据水平分析的结果表明，山东省基本医疗卫生资源配置不均等既存在于城乡之间，也存在于地区之间。

3.3.2　山东省基本医疗卫生资源配置的泰尔指数分析

　　泰尔指数又被称为泰尔熵标准，最早是由泰尔利用信息理论中的熵概念作为衡量个人之间或者地区间收入差距或不平等程度的指标。泰尔指数越大，差距越大。泰尔指数可用来衡量地区间卫生资源配置的公平性。目前，泰尔指数被广泛用于衡量地区间卫生资源配置的公平性。

1. 泰尔指数的计算

泰尔指数的算法有两种，Theil－T 和 Theil－L，泰尔指数 T 是以 GDP 比重加权，而泰尔指数 L 的加权是人口比重。本章认为，政府在医疗卫生资源这种公共资源配置方面，应以人口数为权数，居民不应因为自身经济状况、年龄、户籍、民族、学历等差异而受到不同的待遇，因此在这里采用以人口比重为加权的泰尔指数即 Theil－L 指数，其计算公式如下：

$$T = \sum_{i=1}^{n} Y_i \log(Y_i / P_i) \tag{3-4}$$

在式（3－4）中，n 为区域个数，T 为泰尔指数，Y_i 为人口数占总人口数的比重，P_i 为卫生资源数占总数的比重（在本章中测算的卫生资源是指千人医疗机构数和千人医疗技术人员数）。

2. 泰尔指数的分解

泰尔指数可以就它所代表的公平性进行分解，衡量组内差距和组间差距对总差距的贡献，从而求出不同组别、不同层次的公平性，这是泰尔指数的最大优点。一般分解为两部分：一部分用来测度区域之间的资源配置差距，另一部分用来测度区域之内的资源配置差距。

$$T = T_{组内} + T_{组间} \tag{3-5}$$

$$T_{组内} = \sum_{i=1}^{n} Y_i T_i \tag{3-6}$$

$$T_{组间} = \sum_{i=1}^{n} Y_i \log(Y_i / P_i) \tag{3-7}$$

泰尔指数可以分解为组内差距和组间差距的特点使我们能够测度不同分组之间的差别状况。本章就用泰尔指数的这个特性来分析山东省卫生资源配置的差别状况。

3. 实证分析

根据前面的理论方法，对山东省的基本医疗卫生资源进行泰尔指数的测算，数据来自 2014 年《山东卫生统计年鉴》及省内各市统计局网站。

在计算城乡卫生资源差距总体泰尔指数时，首先把城乡医疗卫生资源差距分成两部分：城镇医疗卫生资源差距和农村医疗卫生资源差距。将山东省17个地市的相关数据代入公式（3-4）中，求和得到城镇内部泰尔指数和农村内部泰尔指数。因此公式（3-6）被分解为 $T_{组内}$ = $Y_{城市}T_{城市}$ + $Y_{农村}T_{农村}$，将城镇和农村的泰尔指数分别乘以相应的人口权重，计算出组内差距。最后用公式（3-7）计算医疗卫生资源的城乡差距，其中：$T_{组间城市}$ = 山东省17个城市各地人口数/山东省总人口数·log[（山东省17个城市各地人口数/山东省总人口数）/（17城市各医疗卫生资源数/山东省城市总医疗卫生资源数）]，$T_{组间农村}$ 计算方法同理，求和得到城乡间医疗卫生资源差距。泰尔指数的取值范围在0~1之间，泰尔指数越大即越接近于1表明该分组的差距越大，泰尔指数越靠近于0表明差距越小，具体计算结果如表3-18所示。

表3-18　2014年山东省医疗卫生资源差距的泰尔指数及城乡分解

项目	城镇内	农村内	组内差距	城乡间	总体	贡献率（%）		
						城镇内	农村内	城乡间
医院与卫生院床位数	0.015831	0.056196	0.031514	0.43953	0.47104	3.09	10.99	85.92
卫生技术人员数	0.04489	0.08676	0.036455	0.48490	0.52135	7.28	14.07	78.65

资料来源：基于前文中的理论分析，对山东省医疗卫生资源进行泰尔指数测算。

从表3-18可知，山东省城乡医疗卫生资源配置呈现不公平，城乡间具有较大的差距，这种差距主要来源于城乡间的组间差距，且卫生技术人员的泰尔指数要大于医院与卫生院床位数的泰尔指数，这表明，山东省医疗卫生资源的城乡差距在医护人员的配置方面表现得更加明显。

从各因素对城乡卫生医疗资源差距的贡献率来看，城镇内部差距和农村内部差距对城乡整体差距的贡献率都不高，城镇贡献率在10%以内，农村贡献率在10%~20%之间，但是城乡之间的贡献率较大，都在80%左右，因而可以更直观地表明，卫生医疗资源的差距主要体现在城乡间的不均等。

利用山东省 13 个地市城市和农村的人口及医疗保健费用支出的数据，对山东省城乡居民医疗保健费用支出进行泰尔指数的计算，并按相同的方法对泰尔指数进行分解，结果如表 3 - 19 所示。

表 3 - 19   山东省城乡居民医疗保健费用支出的泰尔指数及分解

年份	泰尔指数				对总体差距的贡献率（%）		
	城镇间	农村间	城乡间	总体	城镇间	农村间	城乡间
2009	0.018829	0.03425	0.39551	0.44859	4.1975	7.6355	88.1669
2010	0.010008	0.06265	0.44810	0.52076	1.9219	12.0305	86.0475
2011	0.021420	0.08001	0.44677	0.54821	3.9073	14.5957	81.4969
2012	0.008097	0.09664	0.45652	0.56126	1.4427	17.2192	81.3381
2013	0.012187	0.05701	0.48631	0.55552	2.1938	10.264	87.5422

资料来源：基于前文中的理论分析，对山东省城乡居民医疗保健费用支出进行泰尔指数测算。

从表 3 - 19 可知，城乡医疗保健费用支出呈逐年波动上升的趋势，虽然上升趋势并不明显，但总体医疗保健支出的增多主要是"城乡间居民医疗保健费用支出"的部分扩大带来的。城乡之间的支出差距都远远大于城镇内部和农村内部的支出差距。从分析的结果来看，城镇内部与农村内部的支出差距比较接近，农村内部支出差距稍高于城镇内部支出差距。而城乡之间的支出差距在每个时间段都大于城镇内部和农村内部的支出差距，因此城乡之间的医疗卫生支出差距一直是最主要的影响因素。

从泰尔指数对总体贡献率来看，城乡间的组间差距最高，历年来都在 80% 以上，城镇内对总体的贡献率都在 10% 以下，农村内的贡献率都在 20% 以下，由此可进一步得知城乡间组间差距是导致总体差距的主要原因。这表明，山东省医疗保健消费差距明显的主要原因在于城乡之间的医疗消费差距过大。

通过上述分析可得出，山东省医疗卫生资源不均等和健康消费不均等的主要原因均为城乡间的不均等。其中城乡间的健康消费差距对总体差距的贡献度一直较高。这表明今后山东省省政府医疗卫生服务工作的重中之重，就是切实缩小城乡之间的基本医疗卫生服务差距。

3.3.3　山东省基本医疗卫生资源配置的调研分析

为了更好地把握山东省城乡基本医疗卫生资源配置的均等化程度，笔者从城乡居民的医疗费用、医疗资源的可及度、基本医疗卫生服务的满意度等角度进行了问卷设计，希望能够从收回的有效问卷中分析山东省基本医疗卫生资源配置的均等化程度。通过自制调查表在山东省青岛市以及莱芜市进行了居民问卷调查，通过非概率方便抽样的方式进行了问卷发放。共发放问卷 500 份，收回 472 份，其中有效问卷 451 份。在所有被调查者中，城镇居民占 56%，农村居民占 44%。下面是对调查结果进行的分类分析。

1. 针对城乡居民的医疗费用进行的调查结果分析

在所有被调查者中，针对城乡居民的年医疗消费情况，40% 的城镇居民的医疗消费为 1000 元以下，32% 的城镇居民为 1000～3000 元，11% 的城镇居民为 3000～5000 元，8% 的城镇居民为 5000～10000 元，9% 的城镇居民为 1 万元以上。农村居民的年医疗消费水平相比来说花费较低，55% 的农村居民为 1000 元以下，30% 的农村居民为 1000～3000 元，7% 的花费为 3000～5000 元，6% 的花费为 5000～10000 元，仅 2% 的农村居民医疗消费为 1 万元以上。城镇居民与农村居民的医疗消费水平有一定的差距，如图 3 - 6 和图 3 - 7 所示。

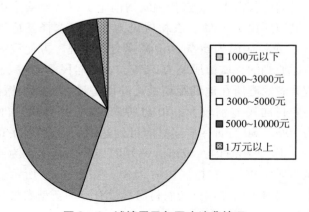

图 3 - 6　城镇居民年医疗消费情况

97

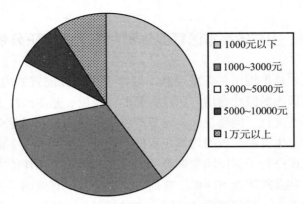

图 3 - 7　农村居民年医疗消费情况

2. 针对城乡居民获得医疗资源的可及度进行的调查结果分析

针对基本医疗卫生资源的可及度问题，调查主要涉及就医渠道、就医原则、交通距离、参保情况等。其中，被调查者患病时的主要就医渠道，县市级或者省级大医院，占被调查城镇居民人数的21%，区级医院或乡镇医院，占被调查城镇居民人数的60%，私人诊所社区卫生中心或药店，占被调查城镇居民人数的19%；而农村居民只有4%选择到县市级或者省级大医院就医，45%的农村居民选择到乡镇医院或者区级医院就医，51%的农村居民选择去村卫生室或者药店就医；而在就医原则的调查中，15%的城镇居民选择不论大小病都去最好的医院，而选择此原则的农村居民仅占1%，选择视病情而定觉得一般疾病中小医院即可医治的，城镇居民为36%，农村居民为23%，选择就近就医的城镇居民为23%，农村居民为56%，选择视交通状况、方便程度、价格等因素综合考虑原则的，城镇居民为24%，农村居民为20%，如图3 - 8所示。被调查者家庭所在地到距离最近的设备最完善的大医院的时间，城镇居民与农村居民差别较大，30分钟内可到达的城镇居民为32%，农村居民为10%，30分钟~1小时内可到达的城镇居民为38%，农村居民为26%，1~2小时内，城镇居民为21%，农村居民为43%，2小时以上，城镇居民9%，农村居民占21%，如图3 - 9所示。在回收的调查问卷中，只有1名被调查的农村居民没有参加新型农村合作医疗制度，参保率达99%。

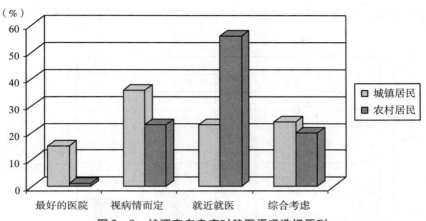

图 3 - 8　被调查者患病时就医渠道选择原则

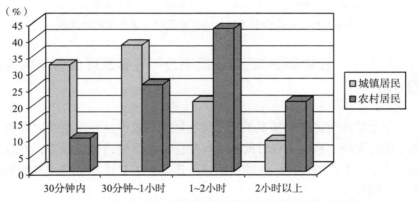

**图 3 - 9　被调查者家庭所在地到距离最近的设备最完善的
大医院的时间调查**

**3. 针对城乡居民对基本医疗卫生服务的满意度情况进行的调查
结果分析**

对基本医疗卫生服务满意度情况调查，主要涉及到医疗机构环境设
施、医疗设备、医疗质量、服务效率满意度等情况。以医疗质量为例，
城镇居民对医疗质量的满意度明显高于农村居民（见图 3 - 10）。针对
被调查者中的农村居民，19% 的人对农村新型合作医疗感到满意，71%
的人基本满意，8% 的人不满意，2% 的人选择说不清楚。不满意的地方
主要有定点医院收费高，定点医院看病手续烦琐，报销医药费少，报销

手续烦琐，定点医院少，就医不方便，定点医院医疗水平低等。

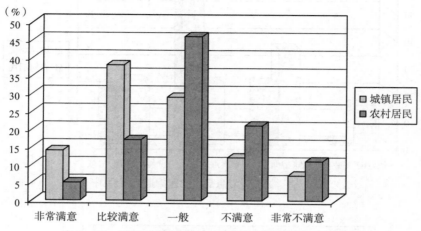

图 3 – 10　被调查者其所处地区的医疗质量满意度的调查

3.3.4　山东省基本医疗保险不公平导致医疗服务非均等化的分析

全覆盖的全民统一基本医疗保险制度能有效促进居民享受医疗服务均等化的实现。从山东省目前基本医疗保险制度的运行实践看，在以下方面还存在不小的差距，这些差距进一步恶化了居民享受基本医疗服务均等化的程度。

1. 参保对象存在的差异性分析

山东省三种医疗保险制度分别针对不同人群设计，根据户籍不同和从业状态不同，将所有国民分别纳入不同的医疗保险制度内，从而建立覆盖全民的医疗保险体系。随着工业化和城市化进程的推进，医疗保险参保人员的社会身份时常变换，然而城镇职工医疗保险、城镇居民医疗保险和新农合却是按照户籍地点和从业状态来划分其可以参与的医疗保险类型。当参保者身份发生变化时，各种医疗保险之间的转移接续也难以实现，很明显，这种划分参保对象的方法已经不适合现在的经济状况，表 3 – 20 显示了山东省现行三种医疗保险制度面对的不同参保人群：

表 3 - 20　　　　　　　　山东医疗保险参保对象比较

	城镇职工医疗保险	城镇居民医疗保险	新型农村合作医疗
参保对象	企业、机关、事业单位、社会团体、民办非企业单位职工	未纳入职工医保的城镇居民（未成年居民、大学生、重度残疾人、老年居民、非从业人员）	本市户籍的农村居民
参保原则	强制	自愿	自愿

资料来源：山东省人力资源与社会保障厅网站：http://www.sdhrss.gov.cn/cm/。

2. 筹资方面存在的差异性分析

医疗保险制度筹资的公平性涉及每位公民是否能够享受相同的国民待遇。世界卫生组织曾对卫生系统提出三大主要目标，其中便包括卫生筹资，这意味着筹资公平是医疗卫生系统公平性的重要体现。卫生筹资不仅决定了医疗卫生服务的可获得性，也决定了能够对疾病的卫生支出的保障水平，从而进一步影响公众的健康。

（1）山东医疗保险的缴费标准。山东省现存三种医疗保险制度的筹资比例、筹资方式、筹资对象都不尽相同。在筹资金额方面，山东省城镇职工医疗保险筹资一般来自单位缴纳和个人缴费两个部分，由于职工医保属于市级统筹，各地区筹资比例及大病救助金略有不同（见表 3 - 21），但各地筹资标准总体上看差距不大。

表 3 - 21　　　　2013 年山东省各市城镇职工医疗保险缴费标准　　　　单位：元

地区	工资（元）	平均筹资基数	企业、个人负担比		个人缴纳大病救助	个人负担（元/年）	个人医保负担占工资比重（%）
			企业	个人			
青岛市	48967	29380	9%	2%	60	648	1.32
烟台市	41303	24782	7%	2%	36	532	1.29
威海市	38662	23197	8%	2%	0	464	1.20
潍坊市	40058	24035	7%	3%	90	571	1.42
日照市	38831	23299	7%	2%	0	466	1.20
济南市	45040	27024	8%	2%	48	588	1.31
东营市	49635	29781	6.5%	2%	60	656	1.32
淄博市	41350	24810	7%	2%	60	556	1.35
泰安市	39800	23880	7%	2%	0	478	1.20

101

续表

地区	工资（元）	平均筹资基数	企业、个人负担比		个人缴纳大病救助	个人负担（元/年）	个人医保负担占工资比重（％）
			企业	个人			
临沂市	40305	24183	8%	2%	60	544	1.35
滨州市	40019	24011	7%	2%	60	540	1.35
莱芜市	40547	24328	7%	2%	0	535	1.32
枣庄市	38671	23203	7%	2%	60	524	1.36
济宁市	43625	26175	6%	2%	36	560	1.28
德州市	33328	19997	6%	2%	40	440	1.32
聊城市	32843	19706	6%	2%	0	394	1.20
菏泽市	31850	19110	6%	2%	0	382	1.20

资料来源：各地医保中心。

城镇居民医疗保险同样属于市级统筹，各地依照各自经济水平以及上级指导文件订立筹资标准（见表3-22）。由于各地个人缴费、政府补助金额不同，导致居民参保费用总额差距较大。

表3-22　　　山东省各市城镇居民医疗保险缴费标准　　　单位：元

地区	分层	个人	财政总额	总额	个人负担比例（％）
青岛	少年儿童	40	60	100	40
	大学生	20	20	40	50
	重度残疾	150	750	900	17
	老年居民	300	600	900	33
	城镇非从业人员	720	180	900	80
烟台	未成年人	40	60	100	40
	老年居民	150	210	360	42
	城镇非从业人员	280	80	360	78
	低保、重残	同类10%	90%		
	三无人员	5%	95%		5

续表

地区	分层	个人	财政总额	总额	个人负担比例（%）
威海	成年居民	150	150	300	50
	未成年人	40	40	80	50
	重残或低保	0	全额		
潍坊	未成年	20	60	80	25
	低保或重残未成年	10	70	80	13
	城镇非从业人员	200	80	280	71
	低保或重残成年居民	20	260	280	7
	老年居民	140	140	280	50
	低保或重残老年居民	20	260	280	7
日照	未成年人	30	60	90	33
	老年居民	140	120	260	54
	城镇非从业人员	180	120	300	60
	低保或重残成年居民	20	240	260	8
	低保或重残未成年	20	70	90	22
济南市	学生、未成年人	40	60	100	40
	老年居民	200	300	500	40
	城镇非从业人员	400	100	500	80
	重残、低保	0	500	500	0
东营	未成年人	40	60	100	40
	老年居民	120	110	230	52
	城镇非从业人员	160	70	230	70
	重残未成年	10	90	100	10
	重残成年人	20	210	230	9
	低保未成年	10	90	100	10
	低保老年、低保重残	10	220	230	4
	低保居民	20	210	230	9

地区	分层	个人	财政总额	总额	个人负担比例（%）
淄博	未成年	40	40	80	50
	老年居民	120	100	220	55
	城镇非从业人员	160	60	220	73
	低保或重残的未成年	20	60	80	25
	低保或重残成年人	40	180	220	18
泰安	未成年居民	80	60	140	57
	老年居民	200	120	320	63
	低保或重残居民	140	120	260	54
	低保或重残未成年	70	70	140	50
	低保或重残老年人	80	180	260	31
	成年居民	200	60	260	77
临沂	未成年	30	50	80	38
	低保或重残	40	200	240	17
	城镇未从业	180	60	240	75
	老年居民	130	110	240	54
滨州	成年居民	170	60	230	74
	低保或重残居民	30	200	230	13
	老年居民	130	100	230	57
	未成年居民	50	40	90	56
	低保或重残未成年	20	70	90	22
莱芜	未成年居民	40	40	80	50
	老年居民	180	100	280	64
	城镇非从业人员	200	40	240	83
	特困未成年居民	10	35	45	22
	特困成年居民	40	100	140	29
	特困老年居民	40	120	160	25

续表

地区	分层	个人	财政总额	总额	个人负担比例（%）
济宁	未成年人	30	60	90	33
	低保或重残未成年人	10	80	90	11
	老年居民	90	180	270	33
	重残或低保老年居民	10	260	270	4
	城镇非从业人员	210	60	270	78
	重残或低保居民	10	260	270	4
德州	未成年	40	40	80	50
	低保未成年	70	150	220	32
	重残未成年	0	80	80	0
	城镇居民	150	70	220	68
	低保城镇居民	70	150	220	32
	重残城镇居民	0	220	220	0
	老年居民	110	110	220	50
	低保老年居民	70	150	220	32
	重残老年居民	0	220	220	0
枣庄	未成年	40	50	90	44
	低保或重残的未成年	10	80	90	11
	城镇非从业人员	230	90	320	72
	老年居民	755	155	910	83
	低保或重残成年人	15	215	230	7
聊城	未成年人	40	40	80	50
	重残或低保未成年	20	50	70	29
	老年居民	90	110	200	45
	重残或低保居民	50	150	200	25
	城镇居民	140	60	200	70
菏泽	未成年	40	40	80	50
	重残或低保未成年	20	60	80	25
	成年居民	140	60	200	70

续表

地区	分层	个人	财政总额	总额	个人负担比例（%）
菏泽	重残或低保成年居民	60	140	200	30
	老年居民	100	100	200	50
	重残或低保老年居民	60	140	200	30

资料来源：各地医保中心。

由于新型农村合作医疗制度实行县（区）级统筹，各地区筹资标准不同，作为各地市代表，笔者随机选取各市的一个县或地区作为该市代表（见表3－23），由于山东省新型农村合作医疗实行县级统筹，因此随机选取山东各地市某县区作为该市数据，东营市早在2012年开始实行新农合与城镇居民医疗保险并轨，因此不包含在此数据中。因为作为新农合的管理单位省卫生厅每年都会发布相应《关于明确新型农村合作医疗个人缴费标准的通知》，对各地市制定缴费标准最低限额进行限定。因此山东省新型农村合作医疗缴费金额在地区间差距不大。

106

表3－23　　　山东省各地市新型农村合作医疗缴费标准　　　单位：元

地区	个人	财政补贴	总额	个人负责比例（%）
青岛市（胶州）	60	280	340	17.6
烟台市（龙口）	60	280	340	17.6
威海市（文登）	70	280	350	20.0
潍坊市（青州）	60	280	340	17.6
日照市（东港）	70	280	350	20.0
济南市（长清）	60	280	340	17.6
淄博市（桓台）	60	280	340	17.6
泰安市（宁阳）	70	280	350	20.0
临沂市（莒南）	60	280	340	17.6
滨州市（沾化）	80	360	440	18.2
莱芜市（莱城）	70	280	350	20.0
济宁市（泗水）	70	280	350	20.0
德州市（陵县）	65	300	365	17.8

续表

地区	个人	财政补贴	总额	个人负责比例（%）
枣庄市（台儿庄）	60	280	340	17.6
聊城市（临清）	60	280	340	17.6
菏泽市（定陶）	60	280	340	17.6

资料来源：各地医保中心。

（2）山东省医保筹资公平性的实证研究。①计算方法。基尼系数（Gini Coefficient）是20世纪意大利经济学家基尼根据洛伦兹曲线所定义的判定公平程度的一个指标。其是通过两组数据的对比分析，分别以两组数据的百分比为纵横坐标，从而作出洛伦兹曲线，然后再计算出洛伦兹曲线与绝对公平线之间的面积占绝对公平线下方面积的比重，从而得到基尼系数。如今基尼系数已经是国际社会上一致公认的比较成熟的衡量卫生筹资公平性的方法。因此本书采用基尼系数法进行实证分析。

基尼系数计算的基本步骤如下：列出每一地区筹资总额与人口占全省总和的比重 m 和 p；然后计算每一个地区的比重 p 并按照 m 比值的大小进行由小到大的排序；并按照排列好的顺序计算 p 和 m 的累计值 X 和 Y；接着以 M 为纵坐标，以 P 为横坐标，在直角坐标系中连接 X、Y 各点得到洛伦兹曲线；最后按照下列公式计算基尼系数。

假如洛伦兹曲线为

$$Y = f(X)，x \in (0，1)$$

则按照有关微积分理论可知洛伦兹曲线下方面积为：

$$A = \int_0^1 f(X)\,dx$$

则基尼系数为两个面积之比，即

$$Gini = 1 - \frac{A}{1/2} = 1 - 2\int_0^1 f(X)\,dx$$

由于在实际运用过程中因为洛伦兹曲线与绝对公平线之间的面积求解比较困难，所以本书采用下面的推导方法来进行计算：

$$Gini = 1 - \frac{1}{NW_n}\left(2\sum_{i=1}^n W_i - W_N\right)$$

其中，N 为地区数，W 为筹资额，i 为地区，W_i 为 i 地区的筹资额，W_N 为 W_1 地区至 W_N 地区的累积筹资额。

基尼系数数值在 0 ~ 1 之间，越接近 0 就表明收入分配越是趋向平等，反之，收入分配越是趋向不平等。通常认为基尼系数低于 0.2 表示筹资水平高度平均；0.2 ~ 0.3 表示比较平均；0.3 ~ 0.4 表示相对合理；0.4 ~ 0.5 表示差距较大；0.6 以上为差距悬殊。

②数据来源。以调研地区的 17 个市作为卫生筹资差异格局的基本单元，按照地理位置差异，我们可以将其划分为中部、东部、西部三大地区。具体划分如表 3 - 24 所示。

表 3 - 24　　　　　　　　山东省东、中、西区域划分

地区类型	城市数量	所含城市	特征描述
东部地区	5	青岛、烟台、威海、潍坊、日照	经济发达地区
中部地区	7	济南、东营、淄博、泰安、临沂、滨州、莱芜	经济次发达地区
西部地区	5	济宁、德州、枣庄、聊城、菏泽	经济欠发达地区

注：东中西部地区划分根据各个城市的地理位置得出。
资料来源：《2013 年山东省统计年鉴》、各地方医保机构提供的有关数据。

③结果与讨论。按东部、西部、中部地区比较：

根据山东省 2013 年各市三种医疗保险的个人缴费数，计算个人缴费的基尼系数，结果见表 3 - 25。

表 3 - 25　　　2013 年山东省各地区医疗保险个人缴费公平性（基尼系数）

地区	城镇职工医疗保险	城镇居民医疗保险	新型农村合作医疗
东部地区	0.1199	0.3242	0.0375
中部地区	0.0481	0.1714	0.0583
西部地区	0.0842	0.1150	0.0318

注：表中为基尼系数计算结果。
资料来源：根据笔者计算整理而得。

　　由表 3 - 25 可以看出城镇职工医疗保险个人缴费在三个地区相差不大，表明山东省职工医保个人缴费负担差距较小；由于卫生厅每年都会发布缴费标准的最低限，山东省新型农村合作医疗个人缴费总体负担差距极小，这是政策调控的结果；但是居民医保个人缴费存在着差距，东部发达地区的基尼系数约为 0.3242，高于 0.3 的临界线，说明山东省东部地区城镇居民医疗保险个人缴费存在明显差距，即存在不公平现象。其原因是东部地区经济相对发达，政府及居民开始重视到医保的重要性，率先提高了医疗保险的个人缴费，拉大了地区间医疗保险的筹资差距。

　　根据山东省 2013 年各地区的筹资总额，计算山东省三种医疗保险制度的筹资总额的基尼系数，具体结果见表 3 - 26。

表 3 - 26　　2013 年山东省各调研地区医疗保险筹资公平性（基尼系数）

地区	城镇职工医疗保险	城镇居民医疗保险	新型农村合作医疗
东部地区	0.0899	0.2430	0.0070
中部地区	0.0476	0.1354	0.1786
西部地区	0.0795	0.1025	0.0138

注：表中为基尼系数计算结果。
资料来源：根据笔者计算整理而得。

　　由表 3 - 26 可以看出，山东城镇职工医保筹资总额在东部地区、中部地区、西部地区的基尼系数都小于 0.1，总体负担比较均衡；新农合在三个地区筹资总额的基尼系数都小于 0.3，总体浮动比较均衡。城镇居民筹资总额在东中西部地区的基尼系数均小于 0.3，与个人缴费的基尼系数相比都有所下降，这表明各地区城镇居民医疗保险横向筹资公平性有所提高，原因在于各地区根据各自经济条件对医疗保险进行财政补贴，提高了城镇居民的医保待遇。

　　按保险种类比较：

　　根据山东省 2013 年三种医疗保险的个人缴费数额，计算医保制度个人缴费的基尼系数，结果见表 3 - 27。

表 3 – 27　　　　　　　2013 年山东省各险种个人缴费公平性

参保险种	基尼系数
城镇职工医疗保险	0.1005
城镇居民医疗保险	0.2444
新型农村合作医疗	0.0462

注：表中为基尼系数计算结果。
资料来源：根据笔者计算整理而得。

根据表 3 – 27 我们可以看出山东城镇职工个人缴费基尼系数为 0.1，这意味着山东省内的城镇职工医疗保险个人缴费公平性良好；新型农村合作医疗制度个人缴费为 0.046，这说明山东省新型农村合作医疗制度的个人缴费极度公平，这与山东省各地区的政策统一有关；城镇居民医疗保险个人缴费基尼系数为 0.24，低于 0.3，这说明居民医保的横向较为公平，但与另外两种相比，公平性略微下降，究其原因，是各地区的医疗服务水平不同，进而引起个人缴费上的差异。

由表 3 – 28 可以看出，山东省城镇职工医保、新农合筹资总额的基尼系数都小于 0.2，为极度公平状态，代表山东筹资总额负担差距不大，公平性良好；城镇居民医疗保险筹资总额的基尼系数略大于 0.2，但比个人缴费的基尼系数有所下降，这意味着财政补贴对于居民医保有很好的调整作用。

表 3 – 28　　　　　　　2013 年山东省各险种筹资总额公平性

参保险种	基尼系数
城镇职工医疗保险	0.1028
城镇居民医疗保险	0.2152
新型农村合作医疗	0.0242

注：表中为基尼系数计算结果。
资料来源：根据笔者计算整理而得。

从上述研究我们可以得出这样的结论：山东省现行的医疗保险筹资模式总体来看比较公平，东部、中部、西部地区相比，很明显经济比较发达的东部地区能通过个人缴费和财政补贴获得较高的医保待遇，这对低收入人群较为不公平。针对有劳动报酬群体的职工医保筹资公平性较高，而面向收入相对较少群体的居民医保反而公平性较差。而我国的卫生服务筹资公平性中，存在的一个大问题就是经济承受能力较差的群体自付比例特别高，进一步加剧了"因病致贫"和"因贫致病"的现象。收入较低的人群在面临即使是和他们同等需求卫生服务的其他人群相比，低收入群体面临的卫生服务筹资压力也相对较大。而且低收入群体的卫生服务需求相对于其他群体一般较多，这点在城镇居民医疗保险制度中体现得尤为深刻。这就意味着低收入群体在个人缴费筹资方面的压力高于其他群体。因而山东各地应该从全局出发，统筹全省的财政补贴，保障并提高各地卫生筹资的公平性。

3. 待遇方面存在的差异性分析

医疗保险的待遇支付问题关系到所有参保人能够享受到的医保待遇。山东省现行的"三元化"医疗保险制度，各种医疗保险制度的个人缴费水平不同，获得的医疗待遇也就不尽相同；补偿方式不同，也就导致了个人的就医行为出现不同。

山东省城市化战略格局以"一群（半岛城市群）"、"一圈（济南都市圈）"、"一区（黄河三角洲城镇区）"、"一带（鲁南经济带）"为主体，因此我们各自选取青岛、济南、滨州、菏泽四个城市以及作为全省首个城乡居民医保整合试点的东营市的医疗保险制度为研究对象，研究各个险种间待遇支付存在的差距。

因此本书从以下几个角度分析医保待遇差异：

（1）起付标准的差异。山东省各个地区根据自身经济状况、就医消费水平、筹资额度等情况各自规定了医疗保险的支付标准，从各险种比较，城镇职工医疗保险起付线一般略高于城镇居民医疗保险起付线。这与城镇职工的支付能力远远高于城镇居民的状况有关，同时起付线也因各地政策不同而千差万别。由于新型农村合作医疗制度属于县级统筹项目，与各地出台的政策息息相关，故在此不详加说明。但可以确定的是，山东省各地区医疗保险起付线从地域方面或者险种方面来说，都存在极大的差距，也就意味着城乡医疗保险制度存在不公平现象（见表3-29）。

表3-29　　　　山东省部分地区（住院）医保起付线比较

	城镇职工医疗保险（元）		城镇居民医疗保险（元）	
青岛	一级医疗机构	500	一级医疗机构	0
	二级医疗机构	670	二级医疗机构	300
	三级医疗机构	840	三级医疗机构	500
济南	一级医疗机构	6%（工资）	一级医疗机构	200
	二级医疗机构	9%	二级医疗机构	400
	三级医疗机构	12%	三级医疗机构	700
滨州	一级医疗机构	200	一级医疗机构	500
	二级医疗机构	600	二级医疗机构	600
	三级医疗机构	700	三级医疗机构	700
菏泽	一级医疗机构	600	一级医疗机构	300
	二级医疗机构	750	二级医疗机构	400
	三级医疗机构	900	三级医疗机构	500
东营	一级医疗机构	500	一级医疗机构	300
	二级医疗机构	600	二级医疗机构	400
	三级医疗机构	700	三级医疗机构	500

资料来源：各地医保部门。

（2）报销比例的差异。医疗保险制度的报销比例直接关系到参保人员能够享受到医保补偿的多少，是医保支付制度的重要组成部分。由于城镇职工和城镇居民医疗保险制度都属于市级统筹，各地方筹资规模不同、财政补贴不同、医疗卫生水平不同、政策不同等一系列原因导致山东省各地区城镇职工、居民医疗保险的待遇都不尽相同。由表3-30我们可以看出，经济越发达的地区，医疗保险待遇越好；城镇职工医疗保险制度待遇总体高于城镇居民医疗保险待遇。

表 3 - 30　　山东省部分地区医疗保险（住院）报销比例比较

	城镇职工医疗保险		城镇居民医疗保险	
青岛	一级医疗机构 二级医疗机构 三级医疗机构	88% 86% 84%	少年儿童 大学生 重度残疾 老年居民 城镇非从业人员	80% ~95% 80% ~95% 65% ~85% 65% ~85% 65% ~85%
济南	≤1 万元 1 万 ~9 万元 退休职工	86% 88% 在上述比例 基础上 +3%	一级医疗机构 二级医疗机构 三级医疗机构	70% 60% 50%
滨州	一级医疗机构 二级医疗机构 三级医疗机构	90% 85% 80%	一级医疗机构 二级医疗机构 三级医疗机构	70% 57% 50%
菏泽	≤5000 5000 ~1 万元 1 万 ~2 万元 >2 万元 退休	80% 82% 85% 90% 在上述比例 基础上 +5%	一级医疗机构 二级医疗机构 三级医疗机构	60% 55% 50%
东营	一级医疗机构 二级医疗机构 三级医疗机构	90% 85% 80% 在上述比例 基础上 +5%	一级医疗机构 二级医疗机构 三级医疗机构	65% 60% 55%

资料来源：各地医保部门。

　　（3）最高支付限额的差异。山东省各地区医疗保险最高支付额跟各地方的经济发展程度息息相关。经济发达地区最高支付限额越高，而职工医保支付限额一般都会高于城镇居民医疗支付限额（见表 3 - 31）。

表 3 - 31　　山东省部分地区医疗保险最高支付限额比较

	城镇职工医疗保险（元）	城镇居民医疗保险（元）
青岛	20 万	17.2 万
济南	20 万	19.6 万

	城镇职工医疗保险（元）	城镇居民医疗保险（元）
滨州	10 万	10 万
菏泽	20 万	未成年 5 万 其他 3 万
东营	30 万	16 万

资料来源：各地医保部门。

4. 管理方面存在的差异性分析

医疗保险制度是一种特殊的制度，它关系到广大群众的健康保障。政府在该领域应负有明确的责任，要保证每位公民能够平等、公平地享受到相应的健康保障。目前山东省现行三种医疗保险制度各自有不同的管理经办机构，但当前城乡分治造成了医疗保险制度的管理机构过于复杂，具体管理机构见表 3－32。

表 3－32　　　　山东省三种医疗保险制度管理机构比较

	城镇职工医疗保险	城镇居民医疗保险	新型农村合作医疗
管理机构	市和区县劳动保障行政部门	市和区县劳动保障行政部门	卫生部门、新农合管委会
统筹层次	市级统筹	市级统筹	县（区）级统筹
监督机构	人社部门和财政部门	人社部门和财政部门	农村合作医疗监督委员会

资料来源：山东省人力资源与社会保障厅网站，http：//www.sdhrss.gov.cn/cm/。

（1）统筹层次的差异。山东省现行三种医疗保险制度的统筹层次也各不相同。山东省城镇职工医疗保险制度经过了将近二十年的发展完善，整个运行体制发展相对其他两种险种而言更为规范，现行的职工医保的统筹层次是市级统筹；城镇居民医疗保险制度虽然兴起较晚，但其管理机构与职工医保相同，都属于人社部门管理，因此在职工医保运行的经验下，山东省居民医保也实现了市级统筹。然而山东省新型农村合作医疗制度统筹是在卫生部门的管理下进行的，当前新农合的统筹层次较低，只达到了县级统筹。

（2）管理机构的差异。山东省现行的医疗保险制度存在多头管理问题，由于城镇职工、居民医保和新农合分别归两个部门管理，对于政策间的衔接和城乡居民流动都有不利影响。同时由于山东省三种医疗保险的参与是根据个人的职业和户口所在地来决定的，但是参保者就业与否是随着时间点不同而发生变化的，户口所在地也会因为婚姻状况、学业或者其他原因而改变，因此"重复参保"现象频发，造成了医保资源的浪费。另外由于管理分治，医疗保险的经办平台之间很难做到对口衔接，造成了医保间管理的混乱。

第4章　我国基本医疗卫生服务均等化实现的约束条件

　　中共十八届三中全会提出我国经济进入新常态模式，其基本含义就在于从外延型、范围型经济增长转向内涵型、质量型经济增长（李扬，2014）。具体可以体现为增速适度，结构优化，效益提高，民生改善四个方面（郑新立，2014）。而民生改善一个重要的方面就是医疗卫生服务水平的提高和均等化程度的改善。"着力保障和改善民生""注重实现基本公共服务均等化"已成为统筹城乡发展、促进区域协调发展的重要手段。努力推进基本公共服务均等化，将是下一阶段改善民生、构建和谐社会的重要内容。而基本医疗卫生服务是基本公共服务的重要组成部分。

　　2008年全国卫生会议上，时任卫生部长陈竺给出了基本医疗卫生服务的内涵，即"基本医疗卫生服务"包括两大部分：一是公共卫生服务范围，包括疾病预防控制、计划免疫、健康教育、卫生监督、妇幼保健、精神卫生、卫生应急、急救、采血服务以及食品安全、职业病防治和安全饮水等12个领域；二是基本医疗，即采用基本药物、使用适宜技术，按照规范诊疗程序提供的急慢性疾病的诊断、治疗和康复等医疗卫生服务。在笔者看来，基本医疗卫生服务均等化，不但是全体公民享有基本医疗卫生服务的机会应该均等，而且全体公民享有基本医疗卫生服务的结果应该大体相等。即便基本医疗卫生服务存在差距，但差距也须在可承受的范围之内。但从发展的角度来看，基本医疗卫生服务均等化不是一蹴而就的，是分层次、分阶段的动态过程，成熟的基本医疗卫生服务均等化状态表现为不同区域、城乡之间、居民个人之间享受的基本卫生服务水平一致，从起始到成熟，基本医疗卫生服务均等化要经历不同的阶段。现阶段我国的基本医疗卫生服务均等化目标应该是，首先实现区域基本医疗卫生服务均等化，同时缩小城乡差距，加快城乡基本医疗卫生服务均等化。

但我国目前的现实情况是，无论从区域还是城乡角度来看，我国基本医疗卫生服务均等化程度还很低。这是因为，基本医疗卫生服务均等化的实现存在着多个约束条件。

4.1　经济体制因素的制约

4.1.1　地区经济发展不平衡

地区发展不平衡是制约基本医疗卫生服务均等化实现的决定性条件。从近几年看，无论是中央财政还是地方财政在医疗卫生方面的支出不断提高，但由于地区经济发展不平衡，各地财政支出差别巨大，在主要依靠财政支出的医疗卫生支出方面差距也相应的比较大。按区域划分，东部沿海地区经济发达，财政支出较高，在医疗卫生方面的支出也明显高于中西部地区。从各省市看，由于经济发展水平的差距而导致的医疗卫生支出方面的差距同样非常明显。如表 4 - 1 所示，广东、北京、上海、山东、江苏、浙江等地经济较为发达，财政支出较高，医疗卫生支出也很高，医疗卫生支出占财政支出的比重相对较高。而贵州、甘肃、宁夏、青海等地经济发展相对落后，较少的财政支出直接导致医疗卫生支出较少，与经济发达的省份差距非常明显。全国 31 个省市区只有 13 个省（直辖市）的财政支出水平高于全国平均水平（2991.41 亿元），剩下的 18 个省（自治区、直辖市）中，天津和重庆由于人口和地域面积因素导致财政支出较少，其他 16 个省市区均没有达到全国平均水平。这 16 个低于全国平均水平的省市区，大多数处于中西部经济欠发达地区，由于财力有限，这些地区的医疗卫生支出同样难以达到全国平均水平（318.94 亿元）（云南除外）。

表 4 - 1　　　　2014 年全国省（自治区、直辖市）财政支出与

医疗卫生支出对比数据　　　单位：亿元

地区	财政支出	医疗卫生支出	医疗卫生支出占财政支出的比重（%）	地区	财政支出	医疗卫生支出	医疗卫生支出占财政支出的比重（%）
北京	4524.67	322.29	7.12	湖北	4934.15	401.32	8.13
天津	2884.70	161.33	5.59	湖南	5017.38	422.40	8.42
河北	4677.30	446.79	9.55	广东	9152.64	777.55	8.50
山西	3085.28	243.94	7.91	广西	3479.79	355.33	10.21
内蒙古	3879.98	227.78	5.87	海南	1099.74	88.46	8.04
辽宁	5080.49	273.61	5.39	重庆	3304.39	246.34	7.45
吉林	2913.25	206.44	7.09	四川	6796.61	584.10	8.59
黑龙江	3434.22	235.31	6.85	贵州	3542.80	303.25	8.56
上海	4923.44	264.75	5.38	云南	4437.98	352.41	7.94
江苏	8472.45	560.93	6.62	西藏	1185.51	48.86	4.12
浙江	5159.57	433.80	8.41	陕西	3962.50	313.45	7.91
安徽	4664.10	425.00	9.11	甘肃	2541.49	204.19	8.03
福建	3306.70	292.14	8.83	青海	1347.43	80.13	5.95
江西	3882.70	338.45	8.71	宁夏	1000.45	65.27	6.52
山东	7177.31	605.67	8.44	新疆	3317.79	202.32	6.10
河南	6028.69	602.95	10.00	平均	4168.24	325.37	7.81

资料来源：基于《中国统计年鉴（2015）》整理而得。

从以上数据分析中可以看出，由于经济发展不平衡，全国各省市区财力差别较大，这使得主要依靠财政支出的医疗卫生支出差别同样较大。因此，各省市区为居民提供的医疗卫生服务数量、质量等存在着巨大差别。从这里看，地区经济发展不平衡严重制约着基本医疗卫生服务均等化的实现。

4.1.2 城乡二元经济结构

我国传统的城乡二元经济结构直接造成城乡二元基本医疗卫生服务结构，这是制约基本医疗卫生服务均等化实现的重要因素。在我国，由于城乡二元经济结构的长期存在，使得城市在很多方面都领先于农村，当然基本医疗卫生服务方面也不例外。城市经济发达，强大的财力保证了医疗卫生支出远远高于农村；同时医疗卫生资源丰富，水平高；居民收入较高，有能力享受高质量的医疗卫生服务。农村则恰恰相反，财力有限，医疗卫生支出较少，医疗资源短缺，居民收入低，很难享受到高质量的医疗卫生服务。而且，从各个方面看，城乡医疗卫生服务差距在不断扩大。

城市相对于农村经济更发达，财力更充裕，用于医疗卫生的费用也更多。如表4-2所示，1990年，用于城市的医疗卫生费用为396亿元，用于农村的为351.39亿元，城乡差距不大。但2012年用于城市的卫生费用达到了18543.37亿元，而农村则只有5726.4亿元，用于城市的卫生费用几乎是农村的3.2倍。同样，体现在人均卫生费用方面，城乡差距也非常大。2012年城市人均卫生费用为2695.10元，而农村只有可怜的871.60元。城乡卫生费用的差距直接造成了城乡居民在享受基本医疗卫生服务方面的不平等。

表4-2 城乡卫生费用对比

年份	城乡卫生费用（亿元）		人均卫生费用（元）		
	城市	农村	合计	城市	农村
1990	396.00	351.39	65.40	158.80	38.80
1992	597.30	499.56	93.60	222.00	54.70
1995	1239.50	915.63	177.93	401.30	112.90
1998	1906.92	1771.8	294.86	625.90	194.60
2000	2624.24	1962.39	361.88	813.74	214.65
2002	3448.24	2341.79	450.75	987.07	259.33
2004	4939.21	2651.08	583.92	1261.93	301.61
2005	6305.57	2354.34	662.30	1126.36	315.83

续表

年份	城乡卫生费用（亿元）		人均卫生费用（元）		
	城市	农村	合计	城市	农村
2006	7174.73	2668.61	748.84	1248.30	361.89
2007	8968.70	2605.27	875.96	1516.29	358.11
2008	11251.90	3283.50	1094.52	1861.76	455.19
2009	13535.61	4006.31	1314.30	2176.63	561.99
2010	15508.62	4471.77	1490.06	2315.48	666.30
2011	16896.35	4984.37	1598.06	2435.18	732.19
2012	18543.37	5726.41	1801.22	2695.10	871.60
2013	23644.95	8024.00	2327.40	3234.10	1274.4
2014			2581.7		

注：本表系核算数，2014年为初步测算数。
资料来源：《中国卫生统计年鉴（2015）》。

随着改革开放的不断深入，我国经济趋于稳步发展，城乡居民收入稳步提高，人民生活水平不断得到改善。1978年，城镇居民家庭人均可支配收入只有343.4元，而农村居民家庭人均可支配收入是133.6元（见表4-3）。但到了2011年，城镇居民家庭人均可支配收入已经达到了21809.8元，是1978年的64倍，而农村居民家庭人均可支配收入也达到了5153.2元，是1978年的39倍。城乡居民的收入在不断增加这是事实，但是，城乡收入差距不但没有缩小，反而在不断拉大。如表4-3所示，1978年，城乡居民家庭人均收入比为2.57：1，2000年是2.79：1，2011年达到了4.23：1，绝对差距首次突破1.5万元。从恩格尔系数①看，城镇居民家庭2011年为36.3%，属于富裕水平，农村居民家庭是40.4%，属于小康水平。从总体趋势看，城乡收入差距在不断拉大。在这种情况下，即便城乡居民面临同样的医疗资源，城市居民可以有能力享受而农村居民则没有能力享受。

---

① 恩格尔系数是食物支出对总支出的比率。根据联合国粮农组织提出的标准，恩格尔系数在60%以上为贫困，50%～59%为温饱，40%～49%为小康，20%～39%为富裕，30%以下为最富裕，20%以下，属于极端富裕。

表4-3　　　　　　城乡居民家庭人均收入及恩格尔系数

年份	城镇居民家庭人均可支配收入（元）	农村居民家庭人均可支配收入（元）	城镇居民家庭人均可支配收入与农村居民家庭人均可支配收入之比	城镇居民家庭恩格尔系数（%）	农村居民家庭恩格尔系数（%）
1978	343.4	133.6	2.57	57.5	67.7
1980	477.6	191.3	2.50	56.9	61.8
1985	739.1	397.6	1.86	53.3	57.8
1990	1510.2	686.3	2.20	54.2	58.8
1991	1700.6	708.6	2.40	53.8	57.6
1992	2026.6	784.0	2.58	53.0	57.6
1993	2577.4	921.6	2.80	50.3	58.1
1994	3496.2	1221.0	2.86	50.0	58.9
1995	4283.0	1577.7	2.71	50.1	58.6
1996	4838.9	1926.1	2.51	48.8	56.3
1997	5160.3	2090.1	2.47	46.6	55.1
1998	5425.1	2162.0	2.51	44.7	53.4
1999	5854.0	2210.3	2.65	42.1	52.6
2000	6280.0	2253.4	2.79	39.4	49.1
2001	6859.6	2366.4	2.90	38.2	47.7
2002	7702.8	2475.6	3.11	37.7	46.2
2003	8472.2	2622.2	3.23	37.1	45.6
2004	9421.6	2936.4	3.21	37.7	47.2
2005	10493.0	3254.9	3.22	36.7	45.5
2006	11759.5	3587.0	3.28	35.8	43.0
2007	13785.8	4140.4	3.33	36.3	43.1
2008	15780.8	4760.6	3.32	37.9	43.7
2009	17174.7	5153.2	3.33	36.5	41.0
2010	19109.4	5919.0	3.22	35.7	41.1
2011	21809.8	5153.2	4.23	36.3	40.4

续表

年份	城镇居民家庭人均可支配收入（元）	农村居民家庭人均可支配收入（元）	城镇居民家庭人均可支配收入与农村居民家庭人均可支配收入之比	城镇居民家庭恩格尔系数（%）	农村居民家庭恩格尔系数（%）
2012	24564.7	7916.6	3.10	36.2	39.3
2013	26955.1	8895.9	3.03	35.0	37.7
2014	29381.0	9892.0	2.97	35.6	37.9

资料来源：基于《中国统计年鉴（2015）》整理而得。

　　城乡医疗卫生资源的差距、卫生费用的差距以及城乡居民的收入差距等因素使得城乡居民在享受基本医疗卫生服务方面必然是"两重天"，表4-4所呈现的城乡居民医疗保健支出的差距更能说明这一点。农村居民在人均医疗保健支出方面和城镇居民差距巨大。以2011年为例，农村居民人均医疗保健支出为436.8元，城镇居民人均医疗保健支出则为969元，是农村的2.2倍。出现如此大差距的原因有多方面，但最根本的是收入差距。2011年农村居民人均年生活消费支出为5221.1元，而城镇居民人均年消费支出为15160.9元，是农村的2.9倍。

表4-4　　　　　　　　　　城乡居民医疗保健支出

年份	城镇居民			农村居民		
	人均年消费支出（元）	人均医疗保健支出（元）	医疗保健支出占消费性支出（%）	人均年生活消费支出（元）	人均医疗保健支出（元）	医疗保健支出占消费性支出（%）
1990	1278.9	25.7	2.0	374.7	19.0	5.1
1995	3537.6	110.1	3.1	859.4	42.5	4.9
2000	4998.0	318.1	6.4	1670.1	87.6	5.2
2004	7182.1	528.2	7.4	2184.7	130.6	6.0
2005	7942.9	600.9	7.6	2555.4	168.1	6.6
2006	8696.6	620.5	7.1	2829.0	191.5	6.8
2007	9997.5	699.1	7.0	3223.9	210.2	6.5
2008	11242.9	786.2	7.0	3660.7	246.0	6.7

年份	城镇居民			农村居民		
	人均年消费支出（元）	人均医疗保健支出（元）	医疗保健支出占消费性支出（%）	人均年生活消费支出（元）	人均医疗保健支出（元）	医疗保健支出占消费性支出（%）
2009	12264.6	856.4	7.0	3993.5	287.5	7.2
2010	13471.5	871.8	6.5	4381.8	326.0	7.4
2011	15160.9	969.0	6.4	5221.1	436.8	8.4
2012	16674.3	1063.7	6.4	5908.0	513.8	8.7
2013	18487.5	1136.1	6.1	7485.1	668.2	8.9
2014	19968.1	1305.6	6.5	8382.6	753.9	9.0

资料来源：《中国卫生统计年鉴（2015）》。

从以上数据分析可以看出，无论是城乡居民卫生费用差距、城乡居民收入差距，还是城乡居民医疗保健支出差距，归根结底，都源于我国的城乡二元制经济结构。而这种二元经济结构又造成了城乡二元医疗卫生结构，使得基本医疗卫生服务均等化难以实现。

4.1.3 体制转轨的约束

我国仍处在经济转轨的过程当中，尽管经济保持了稳定而快速的增长，但还难以满足人们的物质文化需求。具体到医疗卫生服务方面，尽管近年来我国用于卫生体制改革的支出在逐年增长，但相对于庞大的人口而言，基本医疗卫生服务仍然难以满足需要。而且经济转轨期间经济发展的非均衡发展战略选择造成地区间严重的发展不平衡，其直接结果就是地方政府自身提供基本医疗卫生服务的能力出现巨大差异。而财政体制改革也不彻底，纵向的中央政府转移支付能力薄弱，横向的地区间转移支付又缺乏可操作性，难以平抑地区间基本卫生服务的巨大差异。其结果是，在提供基本医疗卫生服务方面表现出的能力差异巨大，经济发达地区如广东、上海等东部沿海地区远远高于全国平均水平，而西部偏远地区如贵州、甘肃等地则低于全国平均水平。

除了经济转轨，现行的医疗卫生管理体制也直接导致了基本医疗卫生服务不能按需供给。政府过多地涉足公立医院而忽略了基本医疗，造成医疗资源配置严重不平衡。长期的二元经济和医院行政管理上的条块分割导致了医疗卫生资源难以在地区和城乡之间合理配置，往往是城市医疗卫生资源"集约化"（位置好、设备新、人才济济），而农村医疗卫生资源"空心化"（设备陈旧、人才流失）。同时，在政策上也缺乏卫生资源由发达地区向欠发达地区流动的激励，从而造成了卫生资源在区域和城乡间的分布不平衡。

因此，体制转轨也是制约基本医疗卫生服务均等化实现的重要因素。

4.2　医疗卫生服务供求双方的约束

4.2.1　医疗卫生服务供给的约束

改革开放后，城乡卫生服务供给呈现出明显的二元性特征。有研究表明，城乡卫生资源配置的基尼系数在 0.3 ~ 0.5 之间。这表明城乡卫生资源配置处于不公平状态，尤其是高级技术人员卫师的分配更加不公平。

不同时期城乡卫生服务供给公平性与政府在卫生服务领域职能定位的偏差有着紧密的联系。医疗领域存在的严重的市场失灵会导致社会医疗支出的浪费与医疗资源配置的贫富不均，客观上要求政府介入，弥补市场失灵导致的效率与公平缺失。可是，20 世纪 80 年代以后，政府放弃了以往坚持的卫生领域政府干预为主和卫生工作的重点在农村的经验，不但没有强化对卫生领域的干预与公共投入力度，反而将经济领域改革的经验简单复制到卫生领域，把卫生资源的配置交给了原本就失灵的市场。以 GDP 为中心的政绩观与基层财政的紧张等原因导致全国范围内政府卫生投入普遍不足，农村卫生投入更是严重不足。政府投入的不足导致卫生机构收不抵支，运营困难。在地方财政卸包袱的冲动下，国企改革的经验被复制到卫生领域，医改一步步走向市场化。此举更加速了城乡卫生服务供给不公的进程。城市医院，尤其是大医院由于设备和人力优势，加上市民较高的医疗消费水平，很容易在竞争中占据优势地位，形成收入增加—设备改善—收入增加的良性循环；而农村医疗机构则由于设备和技术劣势，加上农民医疗消费水平的低下，很容易陷入病源流失—收入减少—设备落后—病源流失的恶性循环。

4.2.2　医疗卫生服务需求方收入差距的约束

很多学者①的研究表明收入差距会影响个人的健康状况，而个人的健康状况不仅受收入水平差异影响，也会受相对剥夺、相对收入或者相对社会地位的变动等指标的影响。而收入不平等也会与其他方面的不平等有紧密联系，如医疗资源和卫生医疗、卫生服务的可及性，农村基层卫生服务和资源的稀缺及价格势必会为收入低的农村居民带来进入壁垒。

不同收入水平的人有着不同的医疗卫生支出，农村居民收入低，用于医疗卫生服务的支出相对城镇居民也低，医疗卫生服务支出低就导致农村医疗卫生行业有支付能力的需求低，进而影响行业发展。有数据表明，1993～2003年农村未住院原因中经济困难占30%～41%，远低于城市同期的26%～28%。

4.3　医疗保险制度不完善的约束

建立覆盖城乡居民的医疗保险制度，是医疗卫生服务均等化实现的具体体现。城镇职工基本医疗保险制度、新型农村合作医疗制度、城镇居民医疗保险制度，正在逐步覆盖全体国民。但从目前的实际运行状况看，三种制度还存在不小的差异，对不同人群还有不同的待遇。

4.3.1　三种保险制度独立运行

我国现行城乡医疗保险制度包括三个组成部分，即城镇职工基本医疗保险、城镇居民基本医疗保险和新型农村合作医疗，它们构成三张医

---

① 　如 Wilkinson（2006）、Andrew（2008）等。

疗保险网。1998 年的城镇医疗保险改革确立了城镇职工医疗保险制度，该制度逐步取代了此前主要是在国家机关、事业单位工作人员中实行的公费医疗制度和企业职工及其家属中实行的劳保医疗制度。城市医疗保险制度的另一个重要组成部分是城镇居民基本医疗保险。2007 年 7 月，国务院发出了《国务院关于开展城镇居民基本医疗保险试点的指导意见》以来，试点工作进展顺利。据调查，青岛和淄博作为山东省的第一批试点市，城镇居民医疗保险起步较早，于 2007 年制定了城镇居民医疗保险办法。青岛市 2008 年上半年的参保人数为 51.5 万人，参保率为 92.7%，参保居民自 2007 年 10 月 1 日起享受医保待遇。作为第二批试点的潍坊市，于 2008 年上半年制定了城镇居民医疗保险办法，2008 年下半年施行，该地区的诸城市和昌乐县分别于 9 月、10 月份实施城镇居民医疗保险制度。各调查地区的新农合自 2003 年试点后，覆盖范围广泛，2008 年的参合率均超过 95% 以上。青岛市新农合的参合率为 98%，淄博市的参合率为 99.03%，潍坊市的诸城市和昌乐县的参合率分别达到 100% 和 99.1%。在三张医疗保险网逐步实行无缝覆盖时，人为分割的城乡医疗保险二元特征也凸显出来。[①]

1. 覆盖对象不同

目前，城镇职工基本医疗保险的保障对象为城镇所有用人单位，包括企业（国有企业、集体企业、外商投资企业、私营企业等）、机关、事业单位、社会团体、民办非企业单位及其职工。城镇居民医疗保险的保障对象则是城镇户籍且未纳入城镇职工基本医疗保险范围内的特定城镇居民。即主要是三类人：一是中小学阶段的学生（包括职业高中、中专、技校学生）和少年儿童；二是没有工作过、没有收入的老年人；三是处于劳动年龄阶段但丧失劳动能力，如重度残疾人等这样一些群体。新型农村合作医疗则面向农村居民。在"合并原则"之下，任何一个主体原则上只能参加某一种医疗保险并从中受益，而不能同时参加多种保障。调查地区也都同时规定医疗保险不能重复参保。绝大部分调查地区在医疗保险对象的认定上是以城乡"身份"作为标识的，尽管各地在户籍管理中使用了居民这一概念来替代原来的市民和农民，但户口性

---

① 资料来源：山东省人力资源与社会保障厅网站。

质中的"农业"和"非农业"依然在医疗保险对象的识别中发挥重要作用,新农合、城镇居民医疗保险、城镇职工医疗保险封闭运行,各行其道。

2. 筹资标准不同

城镇居民医疗保险以家庭缴费为主、政府给予适当补助。新型农村合作医疗制度实行个人缴费、集体扶持和政府资助相结合的筹资机制。我们以山东省青岛、潍坊和淄博三个地区为例来分析城镇居民医疗保险和新农合的筹资情况(见表 4 – 5)。

表 4 – 5　　山东省三地区城镇居民医疗保险和新农合的筹资情况　　单位:元

保险种类	人群	分担方	青岛	潍坊	淄博
城镇居民医疗保险 (每人/每年)	中小学阶段学生	个人	40	20	40
		政府	60	60	40
	老年城镇居民	个人	300	140	120
		政府	600	140	100
	重度残疾人	个人	150	20	40
		政府	750	260	180
新农合 (每人/每年)	农村居民	个人	20	20	15
		政府	80	60	60

资料来源:《山东省医疗卫生统计年鉴 2015》。

城镇职工基本医疗保险由用人单位和职工共同缴纳,国家没有明确的筹资责任。用人单位缴费率控制在职工工资总额的 6% 左右,职工费率一般为本人工资收入的 2%,并且对基本医疗保险费建立基本医疗保险统筹基金和个人账户,职工个人缴纳的基本医疗保险费,全部计入个人账户,用人单位缴纳的基本医疗保险费分为两部分,一部分用于建立统筹基金,一部分划入个人账户,划入个人账户的比例一般为用人单位缴费的 30% 左右。[①] 城乡医疗保险个体筹资的比较说明,城镇居民医疗保险人群的细化度高于新农合,城镇医疗保险人均筹资额大于农村。譬

---

① 　资料来源:《国务院关于建立城镇职工基本医疗保险制度的决定》国发。

如青岛市城镇居民医疗保险个体筹资额是新农合的 2～9 倍。城镇职工医疗保险人均筹资额高出新农合人均筹资额的倍数更高，对城镇居民中一些易产生逆向选择的特殊个体，筹资构成中个人负担的比例增加，政府补助也相应增加。当然，城镇居民医疗保险的性质与商业医疗保险有很大不同，后者更注重防止合约中的逆向选择行为，城镇居民医疗保险更多带有社会保险的性质，以广覆盖保障居民健康。

3. 保障水平不同

城镇职工基本医疗保险基金实行社会统筹和个人账户相结合，统筹基金和个人账户划定各自的支付范围，分别核算，并且确定统筹基金的起付标准和最高支付限额。起付标准原则上控制在当地职工年均工资10% 左右，最高支付限额原则上控制在当地职工年均工资 4 倍左右。起付标准以下的医疗费用，从个人账户中支付或由个人支付。起付标准以上、最高支付限额以下的医疗费用，主要从统筹基金中支付，个人也负担一定比例。超过最高支付限额的医疗费用，通过商业医疗保险等途径解决。以淄博市为例，2013 年，该市的城镇职工医疗保险最高支付限额为 7 万元。新型农村合作医疗基金主要用于大额或住院医疗费用。同时，制定保险基金起付标准、不同医疗机构不同费用的支付比例和最高支付限额。为了防止合约订立后的道德风险，城乡医疗保险都有起付线和封顶线的制度安排，但城乡医疗保险的补偿额度却存在相当大的差距。只以诸城市的新农合和城镇居民医疗保险比为例，城镇居民医疗保险报销额为新农合报销额的 3～5 倍。

4.3.2　医保分创的矛盾

1. 覆盖人群交叉或空缺

由于受到城市化进程、户籍制度改革、统计口径的差异等因素的影响，农村居民的数量和范围难以确定。失地农民、"农转非"人口，因其居住在农村、小城镇或城市边缘，又以农业生产为主，为保障这些人的健康，有些调查地区在新农合实施初期，将失地农民、"农转非"人口确定为新农合覆盖人群，但是，随着城市居民基本医疗保险试点工作的启动，以上几类非农户籍的参合人口同时也属于城市居民基本医疗保险的覆盖范围。因此，在将非农人口纳入新农合的地区，面临着两个制度如何有机结合的问题，如果分管城乡医疗保险的管理体制没有理顺，极易造成参保人群的交叉覆盖。

此外，对于失地农民、"农转非"人口而言，由于城镇居民医疗保险规定的名义补偿率比较高，自愿参加的结果使有老、弱、病、残等人员的家庭倾向于选择参加城镇居民医疗保险，而身体健康的成年人多选择参加新农合，这种逆向选择使城镇居民医疗保险基金出现的隐患增加。诸城市的调查表明，部分下岗失业人员，因为收入低下无力继续缴纳"五保合一"的城镇职工各项社会保险费，想参加缴费相对较低且是单项的城镇居民医疗保险，但是又不符合规定。这引致了医疗保险覆盖人群的空缺。

2. 阻碍劳动力流动

二元的医疗保险制度，对劳动力流动产生消极作用，使得"便携式"的医疗保险无法实现。根据调查，在企业工作的农民工享受不到普通职工的医疗保险待遇，仅因为其身份标识是农民，农民工如果转变为城镇职工以后，他以农民工身份缴纳的参保费用无法结转。在现行的医疗保险制度下，任何一个参保对象进行异地报销医疗费用非常困难。比如有的调查地区规定：对加入本地新农合而在外地工作的农民工的门诊费用实行不予报销的制度，对农民工在外地住院费用的报销比例也比在本地同一级别的医院住院费用低。城乡分割的医疗保险制度安排不利于劳动力的合理流动，农业剩余劳动力转移将会受阻，进而影响到农村的经济发展。

3. 加剧医疗卫生服务供方的道德风险

医生诊疗疾病的标准应该是病情，但现在医生诊治不同的病人时，却因为存在不同层次的保障人群、不同层面的报销制度，从而对同一病情产生了不同的治疗方案。对一些享受高比例报销的患者，医疗卫生服务供方诱导需求的程度可能更高，医患合谋套取医疗保险机构基金的空间更广。

医疗保险制度存在的种种不足，也就直接导致了城镇居民和农村居民之间，不同地区居民之间在基本医疗卫生服务的获得上存在着很大的差距，也制约了基本医疗卫生服务均等化的完全实现。

第5章 医疗卫生服务均等化的国际运行实践与经验借鉴

　　西方发达国家在市场经济的自然演进过程中逐步建立了公共服务型政府，并且在医疗卫生服务方面，通过医疗卫生服务均等化政策实现了医疗卫生服务在不同区域和不同人群之间的公平获得。尤其是20世纪70年代以来，以提高医疗卫生服务的水准和建立覆盖全民的医疗卫生服务体系为重要取向的西方国家行政改革运动不仅反映了世界各国政府面向公共服务型建设的历史趋势，也为其他国家推进医疗卫生服务均等化积累了经验。中国的医疗卫生服务均等化尚处于起步阶段，还有很多问题有待探索，因此在探索发展中借鉴国外一些成功的经验是很有必要的。本章从国外一些典型国家医疗卫生服务均等化的实践情况入手，着重探讨国际医疗卫生服务均等化政策体系构建的基本经验，列举了这些国家在医疗卫生服务方面的措施，希望能对中国医疗卫生服务均等化的进一步发展完善提供一些参考。

5.1 美国和加拿大的运行实践

　　加拿大和美国是目前世界上公认的在医疗卫生服务均等化方面做得较好的国家。两个国家的国情比较相似，都曾是英国的殖民地，具有种族和文化的多样性，都是实行三权分立的联邦制国家，设有三级政府。两国在卫生、医疗等方面已经实现均等化，具体表现如下：

　　加拿大和美国具有比较完善的基本医疗保障体系。加拿大在全国实行统一标准的"国民基本医疗保险"（Medical Service Plan，MSP），各省（地区）加入保险的方式有两种，一种是完全免费，另一种要求缴纳一定的保费，费用多少视申请人（家庭）的经济情况而定，经济困难可申请保费补助。加入计划的公民和永久居民会获得一张带有照片并可以在全国使用的医疗磁卡，享受免费的公共医疗卫生服务。公共医疗卫生服务范围包括家庭医生的初级医疗卫生服务和专科医生的进一步诊治服务，门诊和住院时的护理、化验、放射和其他诊断过程。但是，住院期间药物、手术费、麻醉以及必要的设备供应和住院期间的饮食；医院内必需的牙科手术（如创伤）；高于普通病房的医院服务费、电话费、私人护理费、出院时带回家的处方药物、整容外科、针灸、心理试验、非正统的医疗卫生服务以及牙科服务等，不在公共医疗卫生服务范围之内。对老年人、儿童、申领救济金者等特殊人群，各省（地区）仍会提供处方药、牙科保健、眼睛护理、医疗用具及器械（假肢、轮椅等），以及康复服务（职业病的治疗、语言矫正、听力矫正等）等补充医疗卫生服务。美国主要依靠雇主或自行购买私人医疗保险来保障大多数人的基本医疗卫生服务。此外，美国联邦政府还针对贫困者和老年人分别设立了医疗保险（Medicare）项目和医疗补贴（Medicaid）项目，以及各种扶持弱势群体的医疗补助计划，以保障他们也能享受到免费的最基本的医疗卫生服务。2005 年美国共有 2.47 亿人参加了各种形式的医疗保险，占总人口的比例达到 84.1% 。

131

5.1.1 美国和加拿大医疗卫生服务均等化的政策实践

加拿大和美国实行的是两种公共医疗制度。在基本医疗卫生服务领域，不允许私人商业保险涉足。美国的医疗保险体制由私人医疗保险和社会医疗保险两种保险形式构成。私人医疗保险由商业保险公司提供，包括"PPO 自选式保险计划"和"HMO 管理式保险计划"；社会医疗保险由联邦政府设立，主要包括老年医疗照顾保险和贫民医疗救济保险。此外，还有州政府提供的免费保险计划等。与美国的公共医疗制度相比，加拿大更加注重人与人在医疗待遇上的平等，加拿大全民医疗保障的资金主要来源于个人和企业上缴给联邦政府和各省区的税金和基本保险金。此外，还有一些是来源于事先设定好用于医疗卫生服务项目的销售税和彩票收入。在温哥华所在的哥伦比亚省政府规定，每个月的医疗卫生服务计划的保险金为每人 54 加元，家庭年收入少于 2 万加元和丧失劳动能力的个人免交医疗保险费，65 岁以上老年人全部享受免费医疗保险。而家庭年收入超过 2 万加元，这个家庭须每月交纳 108 加元的医疗保险费①。

美国的私人医疗保险由雇主和雇员共同承担保险金。由于雇主为雇员提供的医疗保险费用可以免税，所以一般公司都愿意为雇员支付部分甚至全部医疗保险金。自我雇用的私人业主其医疗保险费用的 25% 也是免税的。目前，通过雇主购买私人医疗保险的美国人已经达到 1.75 亿，只有 2700 万人完全靠个人购买私人医疗保险。美国的社会医疗保险中的老年医疗照顾保险主要由联邦财政承担，尽管贫民医疗救济保险主要由州级政府出资，但是，联邦政府也会给予相当高的资助。2006 年，仅老年医疗照顾保险和贫民医疗救济保险两项在美国联邦财政总支出中就已经占到 10%，加上为私人医疗保险免税的隐含补贴，联邦财政在医疗方面的支出非常大。在 2001 年，加拿大政府预算用于医疗支出就已经达到 16.2%，而美国高达 17.6%。② 加拿大和美国的医疗支出都是联邦预算最大的支出项目之一。美国有关人士均对美国未来医疗费前景表示担忧，联邦政府力图通过立法和转移支付实现基本医疗卫生服务均等化。在加拿大，联邦政府虽然不能直接插手医疗体系的日常运作，但是可以通过立法和宪法赋予的资金支出权对医疗领域进行干预。联邦政府建立全国性的标准，并强制省区的医疗保险和医院服务项目符合这些标准。为了维持省区医疗体系，联邦政府对税基低于全国平均水平的省区进行转移支付，还向省区下的某些项目直接提供资金。美国的联邦政府在促进基本医疗卫生服务均等化方面也起到了非常重要的作用。一是联邦政府为私人医疗保险费免税，实际也是联邦政府为鼓励全民加入健康保险计划而进行的转移支付；二是联邦政府对百万富翁和工薪阶层的普通退休职工一视同仁，只要是 65 岁以上的美国公民，向国家缴税 10 年以上，终身残障者及其家属或者晚期肾病患者，都可以申请享受主要由联邦政府出资和管理的医疗照顾保险；三是与州政府合作，资助贫民医疗救济保险，一般是补助 50% 的费用，对最穷的州要补助 75%。人口的比例达到 84.1%。

---

①② 资料转引自"公共服务均等化"课题赴美加考察团：《加拿大及美国基本公共服务均等化情况考察》，载于《宏观经济研究》2008 年第 2 期。

5.1.2　美国政府促进医疗卫生服务公平的医疗改革

在经济危机仍制约着美国经济、社会发展的大背景下，其改革的基本指导思想围绕着降低医疗卫生服务成本与保险费用门槛，提高服务质量，完善预防保健服务与信息技术等措施，以逐步实现全民医疗保障；同时，通过建立国家卫生服务与医疗保险监管机构，加强对医疗卫生服务与保险费用的监督与管理，以建立一个高绩效的卫生保健服务与保障体系。

1. 医改的目标

2009 年 9 月，奥巴马在国会两院上宣布，其医疗改革计划要达到三个目标：

（1）人人享受医保。奥巴马医保改革目标之一是给已有医疗保险的人提供安全感，这将通过对保险公司的严格立法实现。奥巴马表示，新的计划只会使目前的医疗保险方案更加出色。因为在新的改革方案下，保险公司因为投保人有既往病史而拒绝赔付，或因投保人生病而取消其保险计划或限制他们的保险范围均是违法行为。病人自费的额度将受到限制，因为"没有人应该因为生病而破产"。

（2）给无保险的人提供医保。新的医保计划要求每个人都有保险。对于那些没有医保的人，政府将创建一个新的保险市场，让个人和小企业能够以有竞争力的价格购买医疗保险，而且不会因为失业或换工作而失去保险。如果个人和小企业负担不起现有的最低价格保险，政府将按照所需数额提供税收抵免。

（3）降低美国家庭、企业和政府医疗成本上涨的速度。奥巴马为其改革计划所贴的价格标签是 10 年 9000 亿美元。医保改革的绝大部分资金将来自减少现行医保体系中浪费和滥用的资金，其他费用则来自医药和保险公司的税收。奥巴马称，如果能够将医疗费用的增长每年降低1%，长期而言就可减少 4 万亿美元的财政赤字。

2. 医改的内容

综观整个医改法案出台过程，现在通过的法案具有明显"渐进主

133

义"的特色，是不折不扣的妥协的产物。法案对现有的医疗保险，基本上维持现状，政府只是通过税务优惠以及制度微调来促使其降低费用、改善服务、增加参保者。但该法案却不乏亮点，最明显的是最终版本的医改法案将使目前 3200 万没有医疗保险的美国人获保，从而使全美医保覆盖率从 85% 升至 95% 左右。[①] 同时，医保法案的真正创新点在于即对于没有任何医保的人，新设了一个所谓"国民健康保险交换"项目。新医改法案实施后最大的变化将是政府取代保险公司成为医疗费用监管的主体，并通过强制福利的办法保障了弱势群体的医疗权利。

奥巴马医改计划的特点是，立足于现行医疗保障体系，在现有医疗保险机构、医疗卫生服务机构和医疗保险计划的基础上，对其进行改进。奥巴马声称，在此计划下，原参保家庭的保险费每年将下降 2500 美元，未参保人员将被纳入医疗保险，10 年内可为美国居民节省 2 万亿美元的医疗费用开支。其主要措施如下：

（1）扩大医保覆盖面。主要体现在：扩大 Medicaid 和 SCHIP 的覆盖范围，把更多的穷人纳入医疗保障安全网，强制所有儿童必须参加医疗保险；要求大中型企业必须给职工购买商业医疗保险，或者给职工提供补助，让其自己购买商业医疗保险。对于不愿向雇员提供医疗保险的大中型企业，要求其按照员工工资的一定比例向即将建立的全国医疗保险转换计划缴费；政府对小企业为职工提供医疗保险给予退税。小企业为其员工缴纳参保费用的一定比例将以退税的形式返还，最高可达50%。预计每年退税规模将达到 60 亿美元；政府出面建立一个全国医疗保险转换计划（National Health Insurance Exchange），主要面向既不属于 Medicare 和 Medicaid 等政府医疗保障计划覆盖范围，也没有雇主愿意为其购买商业医疗保险的人群。困难家庭可根据其收入情况享受一定的退税。参与此计划的医院和医生按期提供服务质量、信息技术和管理水平等信息。同时，所有商业保险公司提供医疗保险的待遇水平不得低于该计划的保障水平。参保手续要尽量简化，参保人变换工作时其医疗保险可不受影响；加强对保险业的监管。保险公司要以合理稳定的保费为所有美国居民提供医疗保障，不得因参保人的健康状况或年龄等因素拒绝其参保，不得将保费与年龄以及健康状况挂钩。

---

① 资料来源：杜静、王丰丰：《美国国会众议院通过最终版医改案》，http：//www. sina. com. cn. 2010 年 3 月 22 日。

（2）降低医疗费用。为降低医疗费用，采取的改革措施主要有：①推广标准化的电子医疗信息系统，包括电子病历。奥巴马计划在未来5年内每年花费100亿美元，要求所有医疗机构全部使用该系统。据估计，如果大多数医疗机构都使用了该系统，美国每年将节省770亿美元的医疗费用。②加强疾病预防和慢性病控制，提升公共卫生水平。据统计，美国居民因病死亡人数的2/3是由心脏病、癌症、中风、肺病和糖尿病等五项慢性病引起的。奥巴马计划奖励雇主为雇员提供预防性服务，与学校合作为儿童建立健康环境，为社区预防干预工作提供资金。③促进市场竞争。奥巴马政府认为，一方面，美国家庭支付了高昂的保费；另一方面，医药行业和保险业通过不合理的经营获得了丰厚的收益，这是改革的最大障碍。为此，奥巴马呼吁通过增加保险和医药市场的竞争解决这一问题。④联邦政府为小企业雇主提供再保险，降低大病医疗费用。对于小企业来说，一个雇员的大病医疗费用就可能造成其无力负担其他雇员的保费支出。为此，当小企业的大病医疗费用超过一定数额时，政府将会为其提供一部分补贴，但雇主要保证将这些补贴全部用于保费支出。⑤开展医疗事故保险改革。为医生提供新的医疗事故处理方案，避免保险公司向医生过度征收医疗事故保险费用，更好地保障医疗安全。同时改善医患关系，减少医患纠纷。⑥解除药物进口限制以降低医疗费用。奥巴马提出要让国民买得起药，并计划从其他发达国家进口便宜的药物。根据奥巴马的预算报告，通过采取从其他国家进口廉价药物及推广电子化病历等措施，美国全国医疗费用2010年将减少180亿美元，2011年减少1620亿美元，到2019年减少6338亿美元。[1] ⑦保证居民能买到普通平价药。奥巴马将采取措施防止高价品牌制药商利用其垄断地位抬高药价，并增加 Medicare 和 Medicaid 等政府医疗保障计划使用普通药物的比例。⑧允许 Medicare 与药商进行谈判。2003年Medicare 处方药改良和现代化法案禁止联邦政府就处方药价格与制药商进行谈判，奥巴马计划解除此禁令，这将节省高达300亿美元的药物开支。⑨促进信息公开透明。要求所有医院和医生公开医疗成本、质量等信息，所有医疗保险机构都要公开保费用于患者报销和管理费用的比例，便于患者和社会监督。

---

[1]　资料来源：《奥巴马医改新政及启示》，中华人民共和国财政部社会保障司网站。

（3）提高医疗卫生服务的品质。为提高医疗卫生服务的品质，改革措施如下：①对高质量的医疗卫生服务予以奖励。目前大多医疗保险机构根据医疗机构提供的服务数量而非质量付费。奥巴马鼓励将医保付费与服务质量挂钩的做法，减少滥用医疗卫生服务；对参与政府医疗保险计划的医疗机构提供的高质量医疗卫生服务予以奖励。奥巴马建议削减 Medicare 向重复住院率（病人出院 30 天内又重新住院）高的医疗机构支付的费用。如果这种做法得到推广，预计 10 年内将节省 260 亿美元。②开展医疗效果比较研究。奥巴马计划成立一个新的机构承担此项研究，使得美国医生和患者掌握更加准确、客观的信息，以促使医疗机构对患者的健康状况作出更准确的判断，确定更合理的治疗方案。③提高医疗安全性。要求所有医疗机构报告可以预防的医疗过失，支持医疗机构研究改进治疗方案，减少医疗过失。

（4）增加对医疗保障的资金投入。奥巴马的医改计划大大强化了政府在医疗保障体系中的责任。据估计，奥巴马的医改计划至少需要 1 万亿美元以上的支出，勒维医疗集团副主席甚至认为需要 1.5 万亿 ~ 1.7 万亿美元的资金。奥巴马 2 月向国会提出 10 年内建立 6340 亿美元的医改准备金，6 月又追加 3130 亿美元，再加上经济刺激计划中的 590 亿美元，筹资规模目前已超过 1 万亿美元。[①] 这笔钱主要来源于两个渠道：

①"开源"：奥巴马医改准备金的一半将来自于税收的增加。奥巴马在预算案中要求国会提高富裕人群的所得税，将对年收入超过 20 万美元的个人和年收入超过 25 万美元的家庭加征个人所得税，税率从原来的 1.45% 提高至 2.35%；另外，对保单超过 1.02 万美元的个人和超过 2.75 万美元的家庭征收 40% 消费税。将这部分政府收入用于医疗保健领域改革，确保更多低收入人群享受到相关服务。此外 2011 年还将终止布什总统针对富裕群体的减税计划。预计通过增税，联邦政府收入将在未来十年内增加约 2 万亿美元，其中 3178 亿美元[②]将构成奥巴马在预算中提出的用于改革医疗保障体系的准备金的一半。除了增税以外，

---

① 胡善联：《美国奥巴马政府医疗改革的特点及其措施》，载于《卫生经济研究》2009 年第 7 期。

② 刘新明：《奥巴马政府医改新政的内容及其启示》，载于《经济研究参考》2010 年第 39 期。

该计划还通过其他方式将目标对准了高收入家庭，例如较富裕阶层的医疗保险受益人参加处方药计划时必须缴纳更高的保费。另外，奥巴马还打算对企业实行"排污超标购买制"，即企业如果污染物排放超出限制标准，则必须向政府购买超标排污许可。这笔政府收入也将被用于改善低收入人群的医疗保健状况。

②"节流"：医疗改革的另一部分资金将来自于提高效率、降低成本。允许食品和药物管理局从其他国家以更低价格购买安全和有效药物。美国医疗费用中增长第二快的是处方药。奥巴马政府认为，医药公司在以极端高价敲诈国内消费者，这些公司出售与加拿大和欧洲相同的药品时向美国人多加了 67% 的价格。奥巴马政府将允许食品和药物管理局从其他发达国家进口低价且安全的药品。此前，布什政府以安全为由反对这种做法。鼓励使用 IT 和电子病历。奥巴马政府认为，由于较高的成本和专业技能的缺乏，美国医生对信息技术的运用已经落后了。他们希望通过提供津贴、贷款以及奖金鼓励医生使用新的信息技术。根据奥巴马的预算报告，通过采取从其他国家购买廉价药物及医疗记录电子化等措施，美国全国医疗保险成本将在 2010 年减少 180 亿美元，在 2011 年减少 1620 亿美元，直至 2019 年可以节省出 6338 亿美元，足以支付医疗改革的开支。缩减对参与联邦医疗保险优先提供机构计划的民间医疗保险业者的补助。据美国政府估算，民间加盟联邦医保优先提供机构的医保业者所获补助，较一般联邦医保机构高出 14% 以上。① 这些保险公司为美国 4400 万 Medicare 受益者中的 1000 万人提供广泛的保险，调整这项过度补助措施后，预估未来 10 年将可为美国当局省下 1770 亿美元的支出。修改 Medicare 处方药计划。Medicare 新处方药计划是为了向其收益人提供处方药的补贴而于 2006 年 1 月 1 日起开始实施的一项联邦计划，该计划禁止联邦政府在药品价格上与制药公司进行谈判来降低处方药价格。奥巴马政府有意废除这一禁令，允许联邦政府在药品价格上与制药公司直接谈判，并用节省下来的预计达 300 亿美元左右的资金投入到改善医疗保险和医疗质量上。使医院为所有住院和非住院患者打包支付费用。在这一计划下，医疗费用将按照"打包支付"，不仅涵盖其自身提供的服务，还包括病人离开医院后一个月内所

---

① 《奥巴马医改奠定历史地位》，载于《中国信息界：e 医疗》2012 年第 10 期。

137

需要提供的护理以及家庭保健。奥巴马总统同时建议削减 Medicare 向那些病人出院 30 天内又重新住院比例较高的医院的支付。这种重新住院往往意味着医院治疗不利或没有提供合适的治疗。这一计划将在 10 年内节省 260 亿美元。改革医疗保险付费方式。美国的医疗体系是建立在服务项目支付的基础上的，在这一体系中，医生和医院根据他们提供的服务数量从保险公司那里得到支付，而不是根据治疗的质量。医疗改革争论中任何一方的政策专家都认为这一体系是浪费的，低效的。奥巴马政府已经对于通过支付方式的改变来减少成本表示出了极大的兴趣。削减 Medicaid 的成本。奥巴马希望制药商能够在 Medicaid 方面提供更大的折扣。制药商目前对一些指定品牌的产品必须提供至少相当于平均制造成本的 15.1% 的折扣，奥巴马希望将这一折扣提高到至少 22%。不过制药公司在以前就已经激烈地反对过这种提案。

3. 商业医疗保险配合医改措施

商业医疗保险模式指的是采用市场机制运行的，以盈利为目标，按照市场规则运行的医疗保险制度。职工及企业交纳一定数额的医疗保险金，政府财政不出资也不进行补贴，当参保者患病时保险公司按照保险条约对其进行医疗保险费用的补偿。这种模式注重发挥市场机制功效，具有较强灵活性，相对的政府财政负担较轻，是一项更加注重效率的医疗保险模式。美国是实行商业医疗保险模式的最为典型的国家。

1935 年，美国颁布了《社会保险法》，宣告了美国医疗保险制度的建立。1965 年，美国政府通过医疗照顾和医疗援助两大医疗保障计划，医疗照顾主要针对老人设立，医疗援助主要针对贫困人口设立。1973 年，政府通过《健康维护组织法案》，鼓励企业为职工购买 HMO 计划。1997 年通过《儿童健康保险计划》，扩大了医疗保险制度的覆盖面。2010 年，奥巴马政府通过医改法案，将医疗保险覆盖面由 85% 提高到 95%，基本实现了全面医保。时至今日，美国已经实现了较为完备的商业医疗保险为主的多元化的医疗保障体系。

美国的医疗保险体制主要包括政府医疗保险制度和商业健康保险制度两大部分。政府医疗保险制度是以医疗照顾和医疗救援两种制度为主。医疗照顾制度的资助对象是老年或者残疾的国民，参保者年轻时参与医疗保险，老年或者残疾之后自然会享受这项医疗保险制度；医疗救援制度的资助对象是生活贫困的家庭或个人，是由政府拨款、地方政府实施的医保制度。商业健康保险制度主要包括双蓝计划、健康维护组织（HMO）、优先提供者组织（PPO）、定点医疗服务计划（POS）等预支计划。双蓝计划指的是蓝盾和蓝十字两个组织提出的计划合称。20 世纪 30 年代，医院联合会自主发起蓝十字组织、医生自主发起蓝盾组织，经过一段时间发展，这两个组织发展成为美国最大的两家非营利的私营健康保险公司。他们向社区成员征收保费，并按照服务项目向医院支付费用。健康维持组织（HMO）是美国最大的健康维护组织，其包括三种类型：第一种是社区集团发起，参保者自行办理医保，雇用医生；第二种是医疗保险公司发起，共同参与医保；第三种是医生或医院发起管理的，是美国比较普遍的形式。优先提供者组织（PPO）指的是医疗保险公司直接与医生或者医院签约，向参保者提供医疗保险服务。定点医疗服务计划（POS）是 HMO 与 PPO 两者的集合，参保者可以在需要使用医保服务时再选择医疗保险组织。

商业医疗保险模式的优点在于资源性强，参保者可以根据自身情况购买合适的医疗保险，这满足了不同国民的不同需求；保险机构、医院之间具有良好的竞争性，有利于医疗服务质量、水平的提高。其缺点主要在于参保者必须缴纳一定费用才能享受医保待遇，导致一部分贫穷人员无法享受医保，导致不公平现象；医疗保险费用增长过快等等。

5.2　欧盟国家的运行实践

欧盟国家极为重视人的生命和健康。他们把这一点提到"保护人权"的高度来把握，为此，把建立医疗卫生体系列为公共服务体系的重要内容。这些国家均实行普遍的"全民保健"制度，无论城市乡村，不分国企私企，也不分种族和宗教，均实行免费医疗或基本免费医疗，保证医疗卫生服务的均等性、公平性。近年来虽然对免费医疗制度进行了一些改革，也开始让个人适当承担一部分就医费用，同时降低病假补贴之额度，但从总体上来说社会成员医疗费用大部分还是由公费医疗制度来解决的。除对公众个人实行公费医疗外，欧盟国家还特别注重社会公共卫生体系，包括农村公共卫生体系的建设，这对防止并应对卫生领域的突发事件发挥了保障作用。

5.2.1 英国

英国采用以公共合同方式为主的卫生政策。医疗卫生服务分为公立医疗体系及私营医疗卫生服务两种。公立医疗卫生服务又称为国民健康服务（National Health Service，NHS），由国家用税收来购买医疗卫生服务，覆盖绝大多数的英国人；私营医疗卫生服务是公立医疗卫生服务的补充，服务对象是收入较高，对医疗卫生服务要求也较高的人群。下面介绍一下 NHS 医疗体系。

NHS 体系分为初级卫生保健、二级医疗卫生服务以及三级医疗卫生服务。

初级卫生保健主要指全科医师（General Practitioner，GP）的服务。全科医师不隶属政府部门，政府卫生部门从全科医师那里为大众购买初级保健服务，并通过合同的形式对全科医师提供的服务进行管理，除了对全科医师的服务内容、服务范围进行管理之外，政府部门规定了包括人员配备在内的全科诊所最低标准。在英国，全科医师不仅可以通过向患者提供医疗卫生服务后从政府主管部门获得津贴，而且还可能掌握支配部分医疗保险资金，从而代表病人成为高层次医疗卫生服务的购买者。这样，全科医师成为英国基层医疗保健体系的中坚力量，也充当着NHS 守门人（Gatekeeper）的角色。

二级医疗卫生服务的提供者是医院。医院根据区域管理设立，由政府的医院管理部门管理。医院的规模由政府管理部门按照该地区的人口密度决定。医院的医师根据全科医师的转诊单了解患者病情，患者出院时医院医师会把出院后注意事项交代给患者的全科医师，如果某专科病患者病情较重或属疑难病症，该专科医师会请在专科领域内的专家帮助，即三级医疗卫生服务。三级医疗卫生服务是指临床某专业内用来解决特殊疑难、复杂问题的专家服务。

英国的三级医院指专科医院，主要解决专科内的疑难医疗问题，而不是按规模划分，也不负责一般医疗。有些规模较大的医院也设有三级医疗专家服务，这些医院被称为综合医院。

总体来讲，英国的三级医疗卫生服务网络呈金字塔形。底层是初级保健，中间是二级全科医疗，塔尖是三级医疗专家服务。由于 NHS 规定患者需通过初级保健方能转诊至二级医疗卫生服务，然后才能享受三级医疗卫生服务。因此，患者从塔底部向塔尖，然后再从塔尖向底部方向流动，这个网络赋予全科医师守门人的角色，使得大部分健康问题在底层得以识别、分流，并通过健康教育等预防手段得以控制，充分合理地利用了医疗资源。

英国还是最早实行国家健康保障模式的国家，也是这一模式最具代表性的国家。国家健康保障模式医保基金主要来源于普通税收，政府承担大部分医疗费用。国家健康保障模式与其他模式相比，在最大程度上确保了医疗保健服务资源的公平性，从而使公民获得普遍性的、公平的、免费的医疗保健服务。

1946 年，英国通过了第一个国家医疗保险法案《国民医疗保健服务法》，这个法案规定所有有收入的劳动者必须加入国家医疗保险制度，并且在相应指定医院获得免费的医疗服务。1948 年英国政府通过《国家卫生服务法》，标志着其成立了全世界第一个全民医疗保险制度（National Health Service，NHS），其中规定凡是缴纳了一般税或者社会保险缴费的英国公民，都有资格享受政府提供的全面的、平等的医疗卫生服务，这种医疗保健服务是根据患者实际需要提供的，与其支付能力无关。1964 年，英国政府颁布了《国家卫生服务法》，至此全体英国国民都能够享受免费的医疗保障。之后经过几十年的发展完善，形成了现在相对全面的医疗保险体系。英国的全民医疗保险制度是由政府统一管理实行，主要分为三级管理机构：第一级是国家卫生部，是最高的管理机构，主要负责全国医疗卫生资源的分配；第二级是地区卫生局，主要负责医疗保险制度的制定；第三级是社区卫生局，它独立于卫生部存在并且负责执行医保制度，是最低级别的管理机构。因此英国的全面医疗保险制度又可以分为中央医疗服务、地区医疗服务、地段初级医疗服务三种，分别负责不同"等级"的疾病分类。这种医疗保险模式实际上是政府将医疗保健服务作为一种公共物品向全体国民供应，对于少数追求更加好的医疗保健服务的个体，由私营保险机构提供商业医疗保险以满足其需要。英国全面医疗保险制度是经济极为发达的国家才有能力实行的，全部国民都被纳入医疗保障体制之内。

国家健康保障模式的优势在于其覆盖面广、保障全面，强调国民应当享受平等的医疗保健服务，该项制度中个人和企业没有经济负担、卫生服务水平也较高，同时医疗保险能与预防保健更好地结合，解除了民众生老病死的后顾之忧，为改善人们的健康提供了制度支持。其缺点在于效率低下、医疗服务费用支出过大、医护服务人员积极性不高、候诊时间过长等等。

5.2.2 瑞典

为公民提供平等的医疗卫生服务是瑞典卫生法的基本内容。事实上瑞典医疗卫生服务体系也做到了这一点。全体瑞典公民享受一律平等的医疗卫生服务，体现在医疗卫生服务的各个方面，比如瑞典公民享受统一的药品价格（无论在多远的山区，药品价格一样）；统一的医疗技术服务（全国的大部分医院具有相同的医疗设备和水平相同的医疗技术人员）；一致的医疗卫生服务可及性（任何偏僻的山村都具有相应的医疗卫生服务机构存在）等。对于外来移民在接受医疗卫生服务时可能会因为语言障碍而影响医疗卫生服务质量时，瑞典政府专门为此拨款，聘用语言相通、有共同社会文化背景的医生为此类社区提供医疗卫生服务。真正达到了每个公民都享受平等的医疗卫生服务的目标。

而在实行全民健康保健的瑞典，自20世纪90年代以来虽然在健康保健领域采取了一系列改革措施，但其长期坚守的医疗费用负担公平性并未动摇，公平、免费医疗依然是其健康保障制度的基本特征。

瑞典健康保障突出制度的公平性，"人人健康和平等"是瑞典医疗体制的目标。在瑞典，健康保障制度以政府为主要责任主体，强调其非商品化特质，向公民提供医疗卫生服务和资金支持是政府的责任。瑞典实行全民健康保障，其健康保障制度覆盖全体国民，甚至在瑞典居住了一定时间的外国人，所有瑞典人都平等地享受完善的医疗保健服务。健康保障制度提供的服务并不仅限于恢复原有健康水平的医疗卫生服务，甚至包括保健、延年益寿、增强体质等福利内容。

瑞典健康保障资金筹集的责任主体是政府，通过政府一般税收筹集资金，雇员只缴纳很少的费用就能够享受完善的医疗保健服务，个人医

142

疗卫生服务的获得与其缴费之间没有直接联系，强调享受公平、有效的健康保障服务是公民的基本权利。

5.2.3　德国

1. 德国促进医疗服务均等化的制度状况

德国主要通过建立社会医疗保险模式来促进医疗服务的均等化。社会医疗保险模式指的是由国家立法强制实施的，通过"大数法则"分摊疾病风险的一种医疗保险制度。这种模式的医疗保险基金主要由企业和职工按照一定比例缴纳，政府酌情补贴，建立医疗保险基金用以支付被保险者的医疗费用。

德国是最早实行社会医疗保险模式的国家，1883 年德国率先颁布《疾病保险法》，随后德国依次颁布《意外伤害保险法》《养老、残疾、死亡保险法》，这三项立法对全世界社会保障制度的发展有着重要影响。德国的医疗保险体系主要由法定医疗保险、商业医疗保险和其他医疗保险三项保险制度构成。其中法定医疗保险是主体，商业医疗保险和其他医疗保险作为辅助保险存在。德国的医疗保险模式遵循"社会共济"的原则，每个人缴纳的医疗保险费与其年龄、性别、健康状况没有必然联系。如果其公民的工资收入比社会义务标准低，那么就必须参加法定医疗保险；如果其公民的工资高于社会义务标准，那么就可以选择参加法定医疗保险或者商业医疗保险。德国的医保范围覆盖了几乎全部公民，参保者包括雇员、雇员家属、退休人员、失业者等，除去极少数的流浪汉和极度富裕的人之外，覆盖范围几乎达到百分之百。德国医疗保险的经办主体是疾病基金，这些基金在法律的约束下组织起来形成一个自我管理、自我支持、自我筹资的机构。德国政府一般不会参与医保的运行管理，疾病基金和医疗机构拥有相当的自主管理权力，而政府主要的作用是制定颁布医疗保险政策以及对医疗保险进行宏观调控。德国的医生分为住院医生和门诊医生两种，两者获得收入的方式完全不同。住院医生不能单独到门诊看病，他们根据其对患者的医疗服务行为收费，这种收费必须同地区的卫生组织以及疾病基金商议才能实现；门诊医生不能进入医院进行服务，他们按照服务的项目进行收费。医疗保险覆盖了90%的德国公民，法律规定所有就业人员必须投保法定或私人的医疗保险，参保人有权在二者之间自由选择。德国医疗保险分为法定医疗保险和私人医疗保险。目前，德国约有250家公共医疗保险机构，其经办机构是德国疾病基金会。这是一个由国家法律监督、自行管理的机构。德国法律规定，凡是月收入低于4050欧元的就业人员必须投保法定医疗保险，高于这个界限或是公务员、自由职业者可选择私人医疗保险。私人医疗保险提供的医疗卫生服务比法定医疗保险更全面。德国的医疗保险基金主要源于医疗保险费，费用由雇主和雇员各支付50%，投保人的保费按收入高低决定，平均个人缴费占工资总额的13.9%（2007年），但私人保险公司可自己决定缴费比例。①

德国通过社会法典确立了以"法定医保为主，私人医保为辅"的医保体系，用法律形式体现了福利国家的医保理念，同时也较好地贯彻了公平与效率的原则。从人口统计学角度分析，全德国法定医保的成员数到2005年底已达到7050万；而根据私人保险协会的统计，到2004年底完全私人医保参加者也突破了800万人，另有790万法定医保人员选择私人医保作为附加险种。② "双元并立，结构互容"的特点使德国医保体制具有较高的稳定性和一定的灵活性。

2. 德国促进医疗服务均等化模式的特点

（1）主次分明且选择自由。德国实施医疗保险制度的主体是法定医疗保险，但私人医疗保险也占一定比例。德国就业人员可根据自身的收入和喜好，在二者之间自由选择，也可在参加法定社会医疗保险的基础上，参加私人保险所提供的补偿保险险种。目前，法定医疗保险公司共600余家，覆盖近90%的德国民众，私人保险公司约有53家，覆盖了9%的德国民众。③ 这反映出德国医疗保险体系既体现了以法定医疗保险为主，同时又满足就业人员按照自己意志自由选择的权利。

（2）公平与效率的相对平衡。德国医疗保险制度的特点还体现在筹资方面讲究公平，而在支付方面追求效益的原则。德国法律规定，所

---

① 王川、陈涛：《德国医疗保险制度的改革及启示》，载于《经济纵横》2009年第7期。
② 资料来源：《德国的医疗保险制度及其改革方向》，中华人民共和国驻德意志联邦共和国大使馆经济商务参赞处官网，2016年12月20日。
③ 王川、陈涛：《德国医疗保险制度的改革及启示》，载于《经济纵横》2009年第7期。

有参加法定和私人医疗保险的人员都有权拒绝保险公司任何形式的风险评估，任何医疗保险机构都不能在参保人的年龄、性别、身体状况及家庭成员数量方面设限。此外，所有参加法定医疗保险的人员，其家庭和未成年子女可自动成为被保险人，不必额外缴纳保险费就可享受同实际参保人同样的医疗保险待遇。这意味着所有参保人员的权利都是一样的，体现了医疗保险的公平性。同时，德国医疗保险费用的缴纳是由雇主和雇员双方各承担 50%（退休后由原雇主承担的部分则改由养老基金承担），医疗保险费一般平均为工资的 13.9%（2007 年），即经济收入是决定参保人缴纳保险费多少的唯一因素，它与享受医疗保险的程度毫无关系，任何缴纳了占工资一定比例的医疗保险费的参保人员都有同等享受医疗待遇的权利，这使医疗保险基金得以在不同人群中实现互助共济的目标，从而充分体现社会医疗保险的公平性。

在强调公平的前提下，德国医疗保险制度也注重效率。德国政府积极鼓励多元竞争和强调自我管理。德国医疗保险制度在自主经营、自我管理和自负盈亏的政策指导下，鼓励各医疗保险机构开展竞争，使参保人可自由选择参保机构来刺激竞争和削弱法定医疗保险机构的权利；自我管理原则体现在各医疗保险机构必须自主经营、自负盈亏，政府只有监督的责任，并赋予所有参保人监督和管理的责任和权利。因此，自我管理的原则能更多考虑相关者的利益，直接、清楚地表达对医疗保险的需方要求。

（3）市场和政府的责任明晰。虽然德国政府在医疗保险制度中起着协调各方利益和控制医疗费用的重要作用，但对医疗保险管理一直都是采用自主管理、鼓励竞争的模式。强调社会互助，政府不参与医疗保险制度的具体事务，政府的主要作用就是设计制度和制定相关法律，当发生医疗保险纠纷时，承担调节及仲裁的责任。德国政府的协调能力使德国医疗保险制度得以顺利的发展和完善。因此，德国的医疗保险制度既体现了政府干预又体现了与市场调节相结合的政策取向。

5.3　澳大利亚的运行实践

澳大利亚位于太平洋西南部和印度洋之间的澳洲大陆上，面积 768

万平方公里，人口约 2000 万。整个国家资源丰富，经济发达，是世界上为数不多的全民医疗保险国家之一，其医疗卫生服务水平以及国民健康水平即使在发达国家中也是名列前茅。该国人均期望寿命超过 80 岁，世界排名第二。① 在 2008 年 1 月 2 日《健康事务杂志》上一篇名为《国家医疗状况评比与分析》的文章中，英联邦基金会对 19 个发达国家的医疗体系进行了评比，澳大利亚排名第三，优于同是全民医疗保险国家的瑞典和英国。英国是福利国家和全民医疗保险体制的鼻祖，早于 1911 年便建立了全民医疗保险，相比之下 1973 年才公布《健康保险法》的澳大利亚称得上是后来者居上了。在此将就澳大利亚全民医疗保险（Medicare）的建立以及医疗卫生服务的均等化、全民医疗保险体制的主要内容做一些介绍和分析。

5.3.1 澳大利亚全民医疗的建立过程

1901 年澳大利亚联邦成立，1910 年开始构建社会保障体系，第二次世界大战期间全澳社会保障事业迅速发展，由各州分散管理转为联邦统一管理，初步制定了政府对医院医疗和药物补贴等办法。早在 20 世纪 40 年代初，澳大利亚已经发现需要建立某种形式的国家医疗保险，问题是采取何种形式最好。政府和医学界陷入了长期的激烈争论，后者坚持新的医疗体制必须保护相互信任的医患关系和自身的经济利益。1944 年联邦政府制订了《药物福利法》（*The 1944 Pharmaceutical Benefits Act*），规定以政府赠与的形式免费提供某些特定的药物，遭到了医生们的强烈抗议。医生们担心这将是医疗卫生服务国有化的第一步。最高法院接受了他们的申诉，判定联邦政府没有药物和医疗卫生服务方面的立法权。为此在 1946 年澳大利亚进行了全民投票，大部分澳大利亚公民同意授权联邦政府对药物、疾病、住院等福利，以及医疗、牙科服务的提供进行立法。接着 1947 年《药物福利法》和 1948 年《国家卫生部法案》（*The National Health Service Act*）相继通过，旨在提供免费的医疗卫生服务。澳大利亚政府从 1948 年 1 月针对全体国民实施 PBS 制度，纳入 PBS 制度框架内的药品由联邦政府支付主要费用，个人仅需支付较

---

① 蒋露：《澳大利亚全民医疗保险解析》，载于《当代经济》2009 年第 6 期。

少费用。1953 年澳大利亚出台了《国家卫生法》（*The* 1953 *National Health Act*），这项新的保险计划并未触及现存的医患关系，但有一个明确的改变，对贫困人口的照顾由依赖慈善事业转变为国家主导。1957 年为了照顾老年病人，节省医院床位，政府出台了《老人家庭护理法》（*The* 1957 *Aged Person Homes Act*），对家庭护理机构发放医疗津贴。虽然澳大利亚政府出台了各种法案，对医疗卫生服务进行了大量补助，但是除了药品福利计划、救济金制度和对特定群体发放补助以外，仍然不能有效地扩大覆盖面，也难以达到医疗卫生服务公平性的目标。直到 1968 年澳大利亚经济学家理查德·斯卡顿（Richard Scotton）和约翰·迪博（John Deeble）提出了在澳大利亚建立全民医疗保险（最初称为 Medibank）的研究设想。该设想得到了工党领袖惠特拉姆的政治支持。惠特拉姆上台后，加快落实全民医疗保险的立法过程，《健康保险法》最终通过，定于 1975 年 7 月 1 日生效。按此法案，澳大利亚公民凡有能力承担医疗保险费的，均应按收入摊派，并人人有资格享受公立医院和社区诊所的免费治疗。1976 年 10 月自由党上台，征收"全民医疗保险附加费"（Medicare Levy），保证了全民医疗保险的资金来源，但其主张福利只能给一些最需要的人，使 Medibank 变得名不副实。一直到 1981 年，只有养老金人员、失业人员和低收入者可以享受免费医疗，其他人必须私人投保医疗保险，否则自行负担全部医疗费用。1983 年工党霍克政府执政，恢复了惠特拉姆的原有政策，以体现全民医疗保险的根本特征，并进一步细化了制度的操作。其后《全民医疗保险法》通过，并于 1984 年 10 月 1 日正式实施。自此，澳大利亚全民医疗保险更名为 Medicare，成为澳大利亚医疗保险制度的基础和核心。

5.3.2　澳大利亚全民医疗保障制度的特点

1. 医疗保障服务的可及性

第一，Medicare 制度和 PBS 制度保证了全体居民享受免费的基本医疗和基本用药，不论经济状况和居住地，都能获得高质量的医疗卫生服务。所有澳大利亚人可以通过预防医学和健康教育等低收入高产出的方式，通过初、中、高级医疗卫生服务和长期照顾服务，包括确保健康环境和生活方式的选择等战略规划改善自身的健康状况。第二，澳大利亚的多元化办医体制为大众提供了多层次、多种形式的卫生服务，有较高医疗需求的公民可以通过私人医疗保险获得更好的服务，无力缴纳医疗保险税的公民有医疗救助，慢性病和重大疾病等花费大的病人也可以通过"安全网"政策减免费用。这样既保证了基本医疗卫生服务，又满足了不同层次的卫生服务需求。第三，澳洲人口基数低、平均人口密度低，地理可及性就成为政策制定的关键因素。为了努力改善公平，特别是加强农村和土著人群卫生服务，澳大利亚运用远程医疗、飞行医生、巡回医疗等措施，改善了特殊人群的服务质量。第四，澳大利亚是典型的移民国家，不同种族、语言、文化背景的人群是否得到相同质量的卫生服务，也是澳大利亚政府所关注的。医院雇用各种语言的工作人员，解决病人就医时的语言沟通困难；根据社区人群的文化和语言特征，采用不同语言撰写信息传单和政策文本；进行人群调查时雇用不同语言的调查员，印刷不同语言的调查表。这些服务使新移民能很快地掌握澳大利亚的医疗信息，减少了就医的困难。

2. 健全的法律制度和税收制度

澳大利亚全民医疗保险从建立至今，每一次大的发展和变革都会出台明确的法律文件，使其有法可依，依法执行。澳大利亚政府制定的法律非常详尽，具体到医疗保障运行体制的方方面面，都可以找到不同时期的法律文件。例如，政府对医院管理的主要法律依据包括《公立医院法》(1929)、《卫生管理法》(1982)、《私立医院和日间手术中心法》(1988)、《区域卫生服务法》(1986)、《急诊服务法》(1990)、《卫生服务法》(1997)等。其中，卫生保健和卫生服务基本政策以及一系列的相关法规由联邦政府制定，如医务人员的职业资格认证和责任、义务，职业保密和病人记录的保管与处理等。各州还有自己的卫生法律，涵盖了卫生政策、筹资、管理、服务规范，保证了整个医疗保障体系的良性运转。

澳大利亚全民医疗保险的资金来源主要靠税收，全国税收收入占GDP 的 30%。其税收分为联邦税收和地方税收两类，联邦税收的主要税种有所得税、附加福利税、销售税、增值税、退休金保证税和医疗保险税等；地方税收由州政府制定税收制度，主要有雇佣税、房产土地税、印花税、保险税、博彩税、烟草酒精汽油税等。尤其值得一提的是个人所得税，居民按 20%、47% 的超额累进税率征收，起征点为年收入 6000 澳元；非居民按 29%、47% 的超额累进税率征收，不设起征点。[①] 健全的税收制度使全民医疗保险得到稳定的资金来源，强有力地保证了全民免费医疗和其他高福利待遇的实施。

3. 高效率的卫生资源的配置与管理

澳大利亚的医院按照 DRGs 系统制订规范的治疗方案，合理控制医疗费用支出。DRGs 是一种按病种付费的支付方式，医疗保险费用的支付与诊断的病种相关联，而与病人实际花费的医疗费用无关。这种支付方式刺激医疗机构从经济上以低于标定价格的费用来提供服务，以保留与实际成本间的差额，在客观上促进了医疗机构节约成本，缩短了住院时间，减少了诱导性消费，从而有效地限制了过度医疗，提高了医院床位使用率；注意病人检查、治疗的有效性，避免了不必要的支出，在一定程度上减缓了医疗费用的增长速度，使卫生资源得到更优化的配置。

澳大利亚打破行政区划的界线，依据自然地理条件、人口和经济文化背景分为若干个区域，每个区域成立一个"社区"。医疗卫生服务工作以社区为"单位"来提供和管理，这样既满足了居民的就医要求，又使卫生资源得到合理有效的利用。同时社区卫生服务机构与社区内的各个机构存在良好的合作关系，并且有权利联系其他卫生机构，共同完成社区医疗保健。这种各个部门的资源信息共享与合作，有效地避免了人力、物力、财力的浪费。

澳大利亚医院的社会化程度很高，项目外包的情况普遍。如墨尔本北区医院将病理检查、放射检查、清洁及饮食服务等 4 个项目承包给外部的私人公司，这样不但可以减轻医院的负担，降低成本，同时也降低了管理难度，提高了效率。医院注重发展和加强自己的核心和优势服务，同时提倡资源共享，避免无序和无效竞争。几乎每一所医院都有其特色服务项目，以树立自己的品牌，但不存在重复购置医疗设备和互相攀比的情况。

另外，医药分开制度、医院职业化管理、信息化管理也为澳大利亚卫生资源的高效配置与管理提供了强大的技术和制度支持。

---

① 曾化松：《借鉴澳大利亚经验进一步完善中国医疗保险筹资渠道》，载于《现代预防医学》2006 年第 33 期。

5.4 巴西的运行实践

巴西是南美大国，也是近些年来经济稳步发展的新兴国家，但同时，巴西还是世界上贫富差距最大的国家之一，尤其是农村和城市的发展不平衡非常明显，改善农村人民的生活条件始终是政府努力的一个方面。巴西农村和城市卫生水平差距较大。最近 20 年来，巴西努力完善医疗保障目的在于实现全民医疗的"统一医疗体系"，以保证农村人口的基本卫生条件。

5.4.1 巴西的"统一医疗体系"

1988 年，巴西正式实行"统一医疗体系"，目的是改变医疗卫生领域存在的不均等状况，实现真正的全民医疗。

农民医疗保险费用先以税收附加的形式缴纳保险金，再由国家财政适当补贴，国家税收和财政补助约占保险基金总额的 22%。医疗保险基金的使用采取集中收缴、分散包干的办法，即医疗保险管理部门通过银行和财政筹集，根据各州和地区接诊人次上报的实际需要，经审查和综合平衡，将经费下拨到州，各州再根据预算，经州长批准，下拨经费。巴西的医疗保险事业统一由社会福利部管理，下设国家医疗保险协会，由该协会自办保险医疗机构。

经过多年苦心经营，"统一医疗体系"目前已覆盖巴西 90% 的人口，由全国所有的公立卫生站、医院及公共卫生管理部门聘用的私立医疗机构等组成，由联邦、州和市三级卫生系统领导。居民看病必须先到所在社区的卫生站；如果医治不好，则根据病情分级，转向设备和医生水平较高的二、三级医院。

"统一医疗制度"是巴西学习西方福利国家制定的医疗制度，但是巴西的国情也有其复杂的一面，很多贫困地区位于山区、丛林深处，而由于自然条件，或者是干旱，或者是湿热，这些地区是很多流行病的多发地区。因此巴西联邦政府和卫生部联合各州政府和地方政府，寻求全民医疗体制的新定义，争取使其更有效、覆盖面更广、更加公平。

在实施过程中遇到的最大的挑战就是在边远贫困地区资源的缺乏。亚马逊地区桑塔伦地方政府组织医疗队，乘卡车、摩托车、自行车、马匹、独木舟甚至步行深入到丛林、高原地区。农村医疗队由医生、护士、助手、健康监督人员等组成，每周都奔赴一些难以进入的地区，基本保证每个村落都能每三个月去一次。他们利用村子集会的地方、学校或者教堂作为身体检查、防疫或宣传的地点。

另外，农村地区卫生条件、居住条件都很差，奔赴贫困地区的医疗组除了治病外，还进行一些防病指导；由于一些地域存在生活观念上的不同，医疗组人员还要学会如何与村民谈话，如何教授他们科学的防病治病方法。

农村地区除了地理位置的限制外，农村人口收入低也给就医造成困难。虽然统一医疗系统是免费的福利体系，但是只负责治疗，药费还是要个人承担。为了减轻低收入家庭的药费负担，2004 年起，巴西政府决定开办出售低价药品的大众药店。大众药店销售的药品主要是与专利药有同等疗效的仿制药和非专利药，因此药价比普通药店便宜 65%～90%。为减轻患者负担，避免浪费，药品可以按照处方用量拆盒零卖。

151

5.4.2　巴西"统一医疗体系"的特点

巴西保证医疗公平的最大特点就是采取分区分级的就诊原则。从1988 年开始，巴西在全国建立"统一医疗体系"，全国不论富人还是穷人，都享受国家的公费医疗。在这一体系下，巴西人的看病情况大致是：穷人全都到公立医院看病，不用出一分钱，这部分人约占全国人口的 30%；中等收入的人如果到公立医院看急症，或因慢性病、疑难病到入了保险的私人或专业医院看，费用是公家出一半，自己出一半，这部分人约占全国人口的 60%；[①] 富人一般都选择高额医疗保险，他们有了病都找私人医生或保险公司指定的医院，偶尔也到最高档次的公立专业医院去看，这部分人仅占全国人口的少数。目前，巴西全国建立了社区、市镇、州和联邦四级公立医院，各司其职，形成了由卫生部领导的垂直医疗体系。据巴西官方资料显示，卫生部是得到国家财政拨款最多

---

① 张川杜：《各国如何保证医疗公平》，载于《环球时报》第七版，2006 年 3 月 21 日。

的政府部门。即便如此为了有效利用医疗资源，巴西仍实行"分区分级"的就诊原则。看病必须先到所在社区的公立医院，如有必要，由社区医院转至上一级医院，直至设备更好、医生医术更高明的州和联邦综合医院或专科医院。没有下级医院的转院证明，上级医院概不接诊。由于卫生部在拨款时重点照顾社区医院的资金投入，因此巴西社区公立医院也有较先进的医疗设备，在农村或边远地区也有医学院本科毕业的医生，因为卫生部规定，医学院本科毕业生要在农村或边远地区服务 2 年以上，才能到城市医院就职或开私人诊所。具体在就诊时，巴西卫生部推出了"全民医疗卡"，这是一种密码磁卡，人手一卡，凭卡看病，不需交费，在机器上刷卡就行。病人看完病后按处方到药房买药。巴西也实行医药分离制度，公立医院门诊不设药房，药价与医院无关。"统一医疗体系"帮助穷人看得上病、看得起病。

5.5　亚洲国家的运行实践

5.5.1　韩国

韩国的医疗保障体制非常健全和完善，并普及到每一个在韩国拥有合法居住权的人，无论是韩国的失业人员、老人、孩子、农民或是在韩国留学的外国留学生，只要拥有合法居住权，都可以加入韩国的医疗保险体系，享受韩国的医疗卫生服务。韩国政府每年会为老人和孩子提供一次免费的全身检查，而且检查的内容非常详细，这是对弱势群体的一种医疗卫生服务和保护，另外对这些检查的结果，韩国政府都会建档保存，进行网络化管理，跟随被检查人身故。

1. 韩国强制性医疗保险是促进医疗服务均等的制度

根据 1976 年重新修订的医疗保险法，韩国于 1977 年开始在全国范围内实施强制性医疗保险制度。保险覆盖首先从 500 人以上大企业入手，逐年扩展，1988 年扩展到 5 人以上单位。与此同时，1979 年着手建立公务员及私立学校职员医疗保险制度，并在 1981 年试点的基础上，分别于 1988 年、1989 年建立农村和城市地区个体劳动者医疗保险制度。加上 1977 年为低收入人群设立的医疗救助制度,韩国自 1977 年至 1989 年,用短短的 12 年时间,完成了由医疗保险和医疗救助组成的国家医疗保障制度的建设,并实现了全民覆盖,以国家制度的形式,为人人享有基本医疗提供了根本性保证,这在医疗保险史上也是罕见的。

韩国的医疗保险制度从一开始就以全面医保为最终目标,只是以条件不成熟为由,适用范围限于一定规模以上的企业和机关的职工。20 世纪 80 年代初,随着职场医保范围逐渐扩大,有医疗保险和没有医疗保险的阶层之间的差距日益凸显。未加入公共医疗保险的农民、自营业者(个体工商户)、小型企业的劳动者大都经济收入偏低,缺乏医疗保障更加加重了这些阶层的相对剥夺感。所以,20 世纪 80 年代韩国医疗保险政策的最大任务就是如何把这些人群纳入公共医疗保险体系。20 世纪 80 年代初开始,韩国政府在一些地方实行了地区医保的试点,但因为缺乏政府财政支援,试点地区的医保财政长期赤字。试点工作表明,如果韩国政府固守"财政独立"原则,就不可能全面实施地区医保,也就不可能实现全民医保。

2. 韩国强制性医疗保险实现医疗服务均等的特点

韩国的强制性医疗保险实现了全民医保,韩国的全民医保是和政治民主化同步进行的。在民主化之前,包括医疗保险在内的社会政策向来都是官僚和专家的"排他性领域",社会势力(即使是医生团体)没有介入政策制定过程的渠道。而 20 世纪 80 年代后期的政治民主化大大地拓宽了政治空间,各种社会运动此起彼伏,"医疗保险改正运动"也是其中之一。一开始医改运动的主流是农民的自发行动,但从 1988 年 6 月开始,卫生医疗专家、学生、进步派的医生等纷纷加入该运动,运动的诉求也从提高政府补助、降低保费等细节问题上升到医疗保险体系的整合。整合还是分立,从此成为韩国医疗保险政策的最大焦点。在经过 1988～1989 年的医改大争论后,韩国最终还是按原来的组合方式实现了全民医保。实现全民医保后,公共医疗保险的参保人数稳步增长,覆盖率从 1989 年的 90.39% 上升到 2007 年的 98.69%(其余人口由医疗救助提供保障)。金大中政府期间(1998～2002 年),韩国政府对医疗保险体系进行了重大改革,从组合方式改为整合方式,废除了近 400 个医疗保险组合，由国民健康保险公团进行统一管理。

5.5.2 新加坡

新加坡主要是通过采用储蓄医疗模式来保证基本医疗服务的均等。储蓄医疗保险模式指的是国家通过立法，强制要求企业和员工缴纳医疗保险费用，以个人或者家庭为单位建立医疗储蓄账户，通过纵向积累，支付个人或家庭成员因患病产生的医疗费用。新加坡是实现储蓄医疗保险模式的典型国家，政府为了保障公民的健康，采取了一系列储蓄性的保障措施。

1983 年新加坡政府为了彻底改革医疗保险制度，颁布了全民保健计划的蓝皮书，宣布执行全民保健计划，这项规定于 1987 年开始正式实行。1990 年，新加坡为了解决那些没有能力支付医疗费用的人的基本医疗服务问题开始实行健保双全计划，这项计划是自愿的、非强制性的。1993 年，新加坡设立医疗保险捐赠基金，动用其产生的利息为不能支付医疗费用的穷人支付医疗费用，政府对其提供不同津贴。此时，新加坡初步建成了具有独特特征的储蓄医疗保险体制。现在新加坡的储蓄医疗保险制度主要包括保健储蓄计划、健保双全计划、保健基金计划三个部分，除此之外政府对管制政府津贴的医院进行补助。其中保健储蓄计划是一项覆盖全民的强制性的储蓄计划，这项计划要求全体国民都必须遵照法律要求参与到保健储蓄计划中来。公民强制缴纳的医疗保险金被存入个人专有的户头，每个参保者拥有普通户头、保健户头、特别户头三种户头。这项计划帮助国民强制性地将部分收入储存起来，以备未来不时之需。健保双全计划是一项保障大病的医疗保险计划。为了帮助参保者支付花费巨大的重大疾病或慢性疾病的医疗费用，这项计划对参保者的年龄有所限制，只有低于 75 岁的成员才能参与。这项计划又分为双全计划、A 计划、B 计划三种计划，以供不同年龄、不同经济基础的国民选择。保健基金计划是政府根据经济发展状况拨款建立的医疗保险基金，政府用财政拨款方式将钱拨入基金账户，但只捐赠基金产生的利息收入。这些钱被分配给各个国立医院，每个国立医院都有各自的医疗保健基金委员会，没有能力支付医疗的贫困者可以向其提出帮助申请，获得相应医疗帮助。这种模式过于强调个人储蓄，实质上是国家强制公民进行自我医疗保障。

储蓄医疗保险制度的优势在于建立个人账户，有助于提高个人的健康责任感、避免了医疗服务的过度消费，同时政府可以从整体控制健康医疗保险基金，增强医疗保险基金的安全性。其缺点主要是个人储蓄账户与其收入水平挂钩，失去了医疗保险互助共济的功效，与其他医疗保险模式相比公平性较差，参保者之间医疗保险待遇存在较大差距。

5.6　世界各国促进医疗卫生服务均等化对策对我国的启示和借鉴

从以上国家实现均等化的经验和操作性看，均等化并不等于绝对平均，并不是强调所有国人都享有完全一致的基本医疗卫生服务，而是在承认地区、城乡、人群存在差别的前提下，保障所有国民都享有一定标准之上的基本医疗卫生服务，其实质是强调"底线均等"，目的要使地区间、城乡间和个体间享有大致一样的基本公共服务。而要推进基本医疗卫生服务均等化，必须先界定清楚均等化的"标准"，根据什么标准实施均等化。

上述各国的经验说明，各国的医疗卫生服务均等化是形式多样的，每个国家都根据自己的历史和现实来建立各自的基本医疗卫生服务均等化模式。从国际经验来看，最重要的是全社会要对均等化的标准形成共识。

对于西方国家的均等化制度，是百余年来社会哲学和制度演进的产物。对于刚刚确立均等化战略地位的我国来说，其实践必然是一个长期和渐进的过程，不可望而生畏，也不能操之过急。国际经验固然值得借鉴，但是所有的这些必须根据我国实际情况进行审慎分析之后，再根据需要或加以吸收，或进行调整或不予采纳，对有关均等化措施在我国的适用性进行分析时也要对原施行国的历史背景、体制框架进行评估才可考虑引用，这也是本书的宗旨所在。

具体来看，上述国家医疗保健及医疗保险等相关制度的运行中值得我们思考的经验主要可以归纳为以下几点。

5.6.1　正确处理政府与市场在医疗保健及保险中的作用

政府和市场在医疗保障制度中的作用是相对而言的。我们习惯从筹资机制、管理机制、服务和保险的提供等方面来划分不同的医疗保障模式，但随着现代经济关系和医疗体制的日趋复杂，政府和市场你中有我，我中有你，没有纯粹的政府模式或市场模式。政府和市场的基本作用、基本责任以及各自的缺陷都非常清楚，但关键问题是，如何发挥政府与市场的作用，弥补他们的不足，使其相辅相成，相得益彰，这才是困扰各国政府的大难题。

我国现行的医疗保障制度最大的弊端在于政府越位和缺位现象严重，从根本上讲，就是没有处理好政府与市场的作用。

5.6.2　健全的社会医疗救助制度

首先，保障穷人和其他弱势人群的医疗权利和身体健康是政府义不容辞的责任。这一点，即使是在市场经济高度发达和自由的美国也经历了很长时间才得到了确认。笔者认为在我国从国家到国民，法制意识淡薄，需要经历更久才会认识到这是公民的权利和政府的义务。其次，就医疗保障体系宏观结构而言，在没有实现全民医疗保险之前，社会救助是不可或缺的部分。最后，美国的卫生保健体系是一个多元复杂的体系，它所提供的产品，在不同的地区和社会阶层之间，质量和数量的变化很大。但无论从哪一方面讲，医疗援助是最低的一个层次。我国医疗救助制度也应该是一个兜底的项目。

5.6.3　广泛的医疗保险覆盖和健全的社会保障体系

"老有所养，病有所医，贫有所助，是群众生活的基本需求"。但当前无论从全国来看还是从山东省情况来看，参加城镇保险的人员仅仅是小部分，这不能满足人民群众的基本需求。因此，有许多工作等待去做，各国的经验表明，健全的社会保障体系，可以使人们有一个良好的心态，对未来有一个乐观的预期，促进消费，稳定市场，保持社会安定。因此，我们应加快社会保障体系建立的步伐，为进一步改革与发展创造条件。特别是农村医疗保险体系的构建，更应针对我国国情，认真设计和规划。从本质上讲，完善农村医疗保障体系体现在五个要素的优化资源配置上：设施、人员、资金、制度和计划。其中设施、人员、资金是基本要素，制度是纽带和保证，计划是必要的补充。政府应以制度为基础，将各个要素按成本效益原则有机结合起来，并使之符合中国农村的实际情况，这就是制度创新。

5.6.4　完善的医疗保健体系

经济持续发展、社会平等和安定与拥有完善的医疗保健体系分不开。我国城镇卫生资源过剩，农村卫生资源不足，城镇居民使用医疗资源过度，而贫困山区农民缺医少药，甚至因病致贫，因病返贫，城镇与农村医疗卫生发展的不平衡，城镇居民与农民享受医疗卫生服务的不平等，多年来一直困扰着各级政府，单靠政府或市场均不能有效地解决这个问题。只有实行政府管理与市场调节相结合的方法，兼顾平等与效率，合理配置卫生资源，才能既完善医疗保健体系又使卫生资源发挥最大效用，才能改变当前城镇卫生资源闲置、浪费，农村卫生资源相对不足，甚至缺乏的局面，使城乡劳动力得到保护，促进城乡经济持续发展，促进社会的平等和稳定。

英国 NHS 的转诊制度值得借鉴。我国医院等级是按照医院规模、设备、专业技术水平等来划分的。三级医疗机构之间分工不清，各自独立，互相竞争。三级医院出于竞争的需要，借助自身技术优势，发展过于庞大。不仅如此，我国现行的卫生政策主要对卫生服务提供方进行限制，对需求方很少或没有限制，造成了患者找大医院、找专家的倾向。此外，还应借鉴发达国家的经验，把宏观层面强调社会公正性和医疗保健的可及性与微观层面引入内部市场促进竞争结合起来，协调好政府和市场在医疗领域的作用，即政府应该保证其国民得到基本的卫生服务，而在高端消费方面，尽管让市场来进行调节，以此来提高医疗保健提供的效率，缓解供需矛盾，遏制医疗费用上涨，减轻政府财政负担。

5.6.5　加强社区卫生服务

从澳大利亚的经验看，近 30 年来，政府一直在积极推进社区卫生服务，补充和完善医疗卫生服务提供体系。社区卫生中心是最重要的社区卫生服务机构，由政府设置。澳大利亚的社区卫生服务覆盖社区卫生中心的服务区域较大，一般覆盖5万~8万人口。社区卫生中心下属有3~5个社区卫生站，主要提供针对本社区的健康问题，可根据需要设立不同的专项服务，如酒精消毒服务、家庭照料服务、残疾康复服务、老年人日间照料服务、物理治疗服务、心理咨询服务等。通过不同领域提供多方面的卫生服务，基本满足了社区居民的健康需要。此外，护士在社区卫生服务中承担着重要职责，担负着除医疗以外的所有工作任务，能够独立提供基本的卫生服务。

目前，我国正在大力推进社区卫生服务，政府将进一步加大投入，改善社区医疗基本设施条件。自 1999 年 7 月卫生部等十部委发布的《关于发展城市社区卫生服务的若干意见》印发以来，我国的社区卫生服务进展较快。到 2003 年底，全国已有95%以上的地级市、52%的县级市开展了社区卫生服务，通过资源重组、结构和功能改造等措施，设置城市社区卫生服务中心 2891 个，社区卫生服务站 12338 个。① 2006 年 2 月，国务院召开了全国城市社区卫生工作会议，出台了指导意见。总的来看，我国城市社区卫生服务初步形成了有中国特色的政策支持体系、技术服务体系和社会参与体系。但是，与澳大利亚发展社区卫生服务数十年的历史相比，我国的社区卫生服务基础依然较为薄弱，在传播理念、完善功能、健全队伍、资金支持等方面还存在不少的薄弱环节。

我们可以借鉴澳大利亚经验，首先，要建立社区卫生机构的经费补偿机制，由国家财政专项拨款，加大对社区等初级医疗保健部门的投入，形成稳定的筹资政策，不然无法保证社区卫生服务的可持续性。同时注重多渠道筹资，吸纳社会资金发展社区。其次，充分利用社区内现有卫生资源，包括政府举办的基层卫生机构、企事业单位的医疗机构、社会办医、个体诊所等，将其改造为社区卫生服务中心和社区卫生服务站，提供综合连续的服务。并根据社区需求，举办一些专门的卫生服务机构，如老年护理院、家庭保健机构、社区康复病院等，并将其纳入社区卫生服务范围进行统一管理。这样既可以盘活一些过剩的卫生资源，同时满足了社区居民的健康需求，而且对社区卫生服务中心、服务站也

---

① 资料引自卫生部副部长蒋作君在 2014 年 7 月 29 日全国城市社区卫生服务工作经验交流会中的发言。

会起到一定的竞争作用。最后，要注重城乡社区卫生服务的统筹协调发展，尤其是农村社区卫生服务。相比而言，现阶段我国城乡社区卫生服务发展还很不平衡。《中共中央、国务院关于进一步加强农村卫生工作的决定》明确提出乡镇卫生院要转变服务模式，深入社区提供医疗卫生服务。将城市社区卫生服务向农村延伸和拓展，从长远看是健全农村卫生服务体系的必然选择。这需要有关各方充分明确开展农村社区卫生服务的意义、内涵和方式。在此基础上，按照先点后面，先发达地区后不发达地区，先城市社区卫生服务发展水平好的地区后城市社区卫生服务发展水平相对差的地区，逐步推进，稳步发展，最终实现城乡社区卫生服务的均衡发展。

第6章 实现我国基本医疗卫生服务均等化的财政政策选择

6.1 合理界定政府在实现基本医疗卫生服务均等化中的作用

政府是政治组织，也是经济组织，通常认为政府具有收入再分配、稳定经济和资源再配置等三方面的经济作用，政府对医疗保障制度的介入是其收入再分配职能的体现，并间接地发挥了稳定社会经济和资源再配置的作用。在实现基本医疗卫生服务均等化进程中，政府对于克服各种市场缺陷，如外部性、信息不对称等，以及促进收入再分配方面都能起到重要的作用。[①]

现代社会基本上是市场经济社会，市场失灵的一个重要方面表现为收入差距过大、贫富悬殊等社会不公平问题。这种不公平又会派生出人们不能得到公平的卫生服务。所以，市场在满足公众公共卫生服务需求方面存在失灵和低效率，这是政府介入公共卫生领域的重要原因，而且即使这种市场失灵的现象不存在，政府也有必要干预此类服务的提供。"政府在保健中起作用的一个主要原因与效率无关，即使市场完美有效，

[①] 西方经济学理论认为，政府干预市场运行的原因主要有效率和公平两个层面。从效率角度看，由于垄断、公共物品、外部性、信息不对称和不完全，以及宏观失衡等问题将导致市场运行失灵，无法达到帕累托最优，因此需要政府干预。从公平角度看，市场运行即使有效，也可能带来非常不公平的分配后果，而分配公平同样应是社会追求的目标，需要政府加以干预。这样的论述同样适用于医疗保障。参见汪德华、白重恩：《政府为什么要干预医疗部门》，载于《比较》2007年第36期。

仍有人担心非常穷的人得不到充分的医疗保健。"[①] 公共卫生保障的是人的生存权，而生存权被认为不应该由市场控制，公共卫生服务不应该仅仅依据个人的收入提供，公共卫生这种"特定平等主义"（Specific Egalitarianism）[②] 的性质要求政府履行政府促进社会公平的职能。

美国经济学家杰弗里·萨克斯认为政府应该保证贫困人群对基本医疗卫生服务，尤其是公共卫生服务的可及性，所有人都应该可以同等地获得基本医疗卫生服务，要考虑怎样防止人们因为一些疾病和突发事件而变得贫困，怎样控制和调查一些流行病等。

因此，保证每个公民都享有最基本的健康保健，是政府义不容辞的责任。由于区域间、各社会阶层间的收入和包括医疗卫生在内的基本公共服务都存在一定的差距，社会成员之间依靠自己的力量享受到的公共卫生和基本医疗卫生服务肯定存在差距，要缩小这种差距，力求实现居民间基本医疗卫生服务大致均等化，政府干预特别是从财政支出上予以配套支持是必不可少的。

为了实现基本医疗卫生服务均等化，政府必须至少发挥四大作用：一是充当健康权维护者，建立普遍覆盖的医疗保障体系；二是充当购买者即需求者，约束医疗卫生服务的费用上涨；三是充当资源配置者，即供给者，在市场不足之处发挥积极作用；四是充当监管者，抑制医疗卫生服务中的市场失灵。

6.1.1　政府对健康权的维护

健康权作为一项基本人权的理念，认为政府对公民健康负有责任，甚至要求将健康权上升到宪法意义，这提升了政府在这一领域的责任。中国宪法也明确规定，人民群众有权在特定情况下享有政府提供的保障其生存权的医疗救助。基本医疗卫生服务中的风险具有普遍性，一旦发生会影响劳动力的工作能力及时间，对企业等用人单位会产生负面的影

---

① ［美］约瑟夫·E. 斯蒂格利茨著，郭庆旺等译：《公共部门经济学》（第三版），中国人民大学出版社 2005 年版。

② 有关"特定平等主义"的概念来自 Tobin, J.（1970）. On Limiting the Domain of Inequality. *Journal of Law and Economics*. 详见约瑟夫·E. 斯蒂格利茨著，郭庆旺等译：《公共部门经济学》（第三版），中国人民大学出版社 2005 年版。

响，如果蔓延或累积，则会影响公众对社会或政府的公信力，当然个人自身也承担痛苦。因此这类风险应该由政府、企业和个人共同来承担，通常由政府组织提供，三方共同承担费用。

提供基本医疗卫生服务的意义，在于人们在治疗时可以得到一定的费用支持，也意味着人们能够及时获得医疗卫生服务，得到有效治疗，尽早恢复健康。医疗卫生资源作为治疗疾病的手段，对于居民免受疾病的痛苦很重要，但要实现基本医疗卫生服务的均等化，还要依赖于预防以及再分配安排。从这个角度看，政府对穷人投入 1 元医疗卫生资源对其健康程度的改善，要远远大于对富人投入 1 元对其健康程度的改善。

在市场经济背景下，现金只能等价地购买相应的医疗卫生服务。政府举办的医疗保障项目切断了个人支付能力与其必需的医疗卫生服务供给之间的联系，会扩大受保障人群可以控制的医疗保障商品组合，它们是个人交换权利集的重要组成部分，会在一定程度上扩大个人的交换权利集，因为这些项目政府通常给予财政上的支持或补贴，个人免费（如医疗救助、公共卫生服务）或低费（如基本医疗或社会医疗保险）。

普遍保障是世界大多数国家医疗体制的首要目标和出发点，在许多国家"人人享有基本健康保障权利"的观念已逐渐为大多数人接受。我国未来的医疗体制，必须保证每个社会成员不论身份、区域、收入高低都能享受到统一标准的基本医疗卫生服务，实现对全体公民健康权利的保护，提高公平性。在此基础上，通过建立多层次的医疗保险制度，鼓励部分社会成员通过购买商业保险等手段实现更多更高的医疗卫生需求。总之，扩大医疗保障、保险制度覆盖人群范围，最大限度地改善基本公共卫生服务在欠发达地区和低收入人群间的可及性，缩小因贫富不均形成的健康差距和享受医疗卫生服务水平的差距，从而最终提升全体人民的健康水平。

医疗具有同教育相类似的性质，医疗保险在许多国家已经走向社会全民化，在整个社会保障体系中占有与养老保险同等重要的地位。这些制度对解除社会成员的后顾之忧、维护家庭与个人的正常健康发展、促进社会经济的正常健康运行起着不可替代的作用。越来越多的事实表明，维护公民的健康权，提供良好的医疗保障体系，让每个公民都有健康的身心，这是检验社会文明进步最为重要的指标之一，只有这样才能更好地促进社会进步与发展。

6.1.2　医疗卫生服务需求方的政府责任

建立合理的筹资机制直接关系到人们对医疗卫生服务的利用能力。政府应该是一手抓医疗卫生服务，一手抓医疗资金的筹集。我国医疗筹资的主要问题是公共筹资（公共筹资包括政府税收、社会保障及其他公共卫生资源）不足，对个人支付方式的过度依赖。在公共资金不足的情况下，资源配置与使用缺乏有效性，导致医疗卫生资源过多地流向大城市、大医院，城乡之间、地域之间、疾病预防与治疗之间资源配置不平衡，看病贵、看病难的矛盾当然就比较突出了。分析其原因，主要是政府长期以来对我国医疗卫生事业发展的方向不明确，缺乏总体目标，责任边界不明晰，缺乏必要的政治和法律手段保证基本医疗卫生服务资金的筹集。

为了实现向全体社会成员免费或基本免费提供基本医疗卫生服务，建立合理有效的筹资机制是十分必要的。从发达国家的经验看，政府介入筹资与分配过程大致采取两种方式：一是直接税收方式筹资并由政府直接向全部或部分社会成员提供保障；二是通过强制性社会医疗保险方式进行间接筹资和分配。在绝大多数发达国家，这两种方式的筹资都构成了医疗卫生总费用的绝对主体，个人和家庭筹资占医疗总费用的比例则很低。从中国目前的情况看，政府筹资（包括直接财政筹资和强制性社会保险的筹资）占医疗卫生总费用的比例是极低的，这种状况再加上因多方面因素导致的商业医疗保险的不发达，其结果就只能迫使个人和家庭承担风险，后果十分严重。因此，在一般医疗领域，必须全面强化政府在筹资中的作用。

借鉴国际上比较成功的经验，结合我国的具体国情，在现阶段，为实现基本医疗卫生服务的全民覆盖，尚不宜采用社会医疗保险筹资模式，而税收筹资模式是一个比较好的选择。税收模式被公认是比较公平的一种筹资模式，在采用税收筹资模式的同时，政府可以通过补助公共医疗卫生机构、基层医疗卫生服务机构的途径，履行对基本医疗卫生服务的筹资责任，使广大民众看得起病，看得了病。

163

6.1.3　医疗卫生服务供给方的政府责任

改革开放后，我国医疗体制改革的过度市场化倾向，模糊了政府在卫生领域的发展责任，特别是政府的投入责任，造成医疗卫生服务资源分布不均和公平性下降。这不仅造成不同社会成员的医疗卫生需求的满足程度由收入差距扩大而严重地两极分化，而且带来了医疗资源市场配置中形成的区域差异。与一般消费品不同，大部分的医疗卫生服务具有公共品或准公共品的特性，因此，政府财政支出在医疗卫生领域应发挥公共提供的支持职能。针对当前我国公共卫生总体支出规模不足的现状，应明确政府在医疗卫生领域的支出责任，调整过度市场化的医疗体制改革方向，将财政收入的增量更多地用于公共医疗卫生领域，为实现医疗卫生服务的均等化提供支撑。

为了实现基本医疗卫生服务均等化以及公共卫生支持的公平性，对具有显著正外部性的疾病预防控制等公共卫生领域，政府必须承担起供方的全部职责，向社会所有成员免费提供这一公共品。基本医疗领域尽管具有准公共品乃至公共品属性，但供给者掌握着"专业知识"以及由于这种专业知识形成的特殊权力，消费者在信息和权利上处于绝对劣势，政府必须在其中发挥主导作用。政府应采用与我国国情相适应的"低水平、广覆盖、适度消费、公平服务"的卫生发展模式，选择效益成本比较高的卫生干预重点和项目，组成卫生基本服务包，为所有人提供最基本的、均等化的卫生服务。

均等化的基本医疗卫生服务的供给，并不意味着政府一定通过包办所有的生产性环节来供给基本医疗卫生服务，也不意味着供给质量较次的医疗卫生服务。基本医疗卫生服务主要包括基本的诊疗手段、基本的药品、基本设施和基本费用四大模块。因此，政府可以利用手中的资金、政策倾斜为公立医院、民营医院、慈善医院等医院提供基本医疗卫生服务，也可通过合同承包的形式如目前的按病种付费、按人头付费等形式控制费用，还可以在基本医疗卫生服务包的基础上，对基本卫生服务进行"整包购买"，加大资金的利用效率，提高基本卫生的服务质量。

卫生支出的投放应由城市和大医院转向农村和基层卫生组织，重点支持乡、村两级卫生机构。资源的投入转向为解决大多数人的基本卫生问题和增进健康、预防疾病的活动中，特别是公共卫生服务的重点应当是占全国总人口 70% 的农村人口。根据医疗卫生服务需求和利用状况来确定资源需要量，使贫困地区有限的卫生资源发挥更大的效益。对公共卫生投资，对穷人患者补贴不仅是公平的而且也是高效率的，因为对穷人的健康投资社会效益高于私人效益，它可以显著降低全社会的婴儿死亡率，提高全社会的人口预期寿命；反过来讲对富人的健康补贴（我们现在的问题是收入越高的人反而暗补或明补额越高）的私人收益高于社会收益。

在我国，医疗体制改革和公共卫生资源均等化过程中可能会面临一个两难选择。由于大城市或者发达省份的医疗技术水平更为先进，患者更倾向于去这些地区就诊，这可以从地区间医疗卫生投入和投入使用效率（提供服务水平）的反差中得到充分体现。在发达地区就诊的患者中有许多来自欠发达地区，异地就诊使他们大多会面临更重的医疗负担。因此，一方面，对于医疗卫生事业投入使用效率较高的省份，以及接受流动病患较多的地区，应进一步投入医疗卫生的人力和物力，使这些地区进入"规模经济区间"，从而降低这部分地区就诊患者的医疗负担。但另一方面，正如中国社会科学院发表的 2007 年《财经蓝皮书》指出的，在一些经济发达的地区，卫生资源过度配置的情况十分普遍，优质资源的过度吸引了大量常见病、多发病患者，门诊治疗人满为患。如果进一步加大投入倾斜，必然会进一步加大现有医疗卫生资源的两极分化，无助于看病难问题的解决。虽然，这一两难选择问题将会长期存在，但它也只有在推行基本医疗卫生服务均等化过程中才能得到解决。要增加欠发达地区和低收入人群的医疗卫生服务的可及性，就必须加强政府的积极引导，改变医疗卫生资源配置的多元结构。

6.1.4　政府对医疗卫生服务体系的监督与管理作用

政府对医疗卫生服务体系的监督管理，是指通过一定的机构与程序，采取一定的方式、方法和手段，对各种医疗保障事务及市场进行计划、组织、协调、控制与监督的过程。要改革和完善医疗监管体制，首先必须恢复医疗卫生服务机构的非营利地位，彻底纠正财务盈余基本上由医疗机构自行支配、医生收入和经济效益挂钩、"以药养医"等错误做法。要在加强医疗行业自律性监管和扩大公众参与的基础上，根据医疗卫生服务行业的特点，在政府部门之间进行合理的分工，逐步建立起行之有效的医疗卫生服务监管体系。

目前，卫生行政管理部门既是医疗机构的出资方和管理者，又承担着监督医疗机构的责任，"管办不分"显然是不合理的，应该让卫生行政管理部门回归自己本来的职能：监督医疗机构，规范医疗机构的医德建设、制定医疗技术标准及用药标准等工作。"管办分离"后也能使非公立医疗机构与公立医疗机构处于相同的竞争环境，民营资本进入医疗卫生领域的数量将会增加，供给的增加对药品价格的上升有一定的抑制作用且能提高服务质量，可能会对城乡卫生医疗卫生服务均等化有正向推动。公共卫生和基本医疗卫生服务责任由公立机构承担，非基本医疗卫生服务由公共机构、营利机构和非营利机构共同承担。

在医疗卫生服务监管标准的制定过程中，政府不能放弃自己的主导作用，必须密切关注各方面利益的平衡，防止专业团体利益主导社会公共事务管理的局面出现。在有关标准的发布、试点、监督、评估和问题处理，以及机构的公益性和非营利性审查和确认方面，只能由政府机构承担主要责任。同时，在监管标准制定、实施的每一个环节，都应鼓励公众代表以多种方式参与。在所有监管机构的治理结构中，都应当有公众代表的位置。在保证医疗卫生服务的公平性、可及性方面，特别是为了保证穷人就医，政府必须采取购买、补贴、举办政策等其他方面的措施，否则监管标准就会成为一纸空文。

要推进医疗卫生服务机构的管理模式创新，首先要建立合理的绩效评价机制，在医疗卫生领域讲投入效率，其评价标准应当是既定投入水平下的国民健康改善程度。对医疗卫生服务机构特别是公立机构运行状况优劣的衡量标准，只能立足于社会公益目标的实现程度，而非经济收益水平的高低。其次，要解决公立机构中可能出现的"干好干坏一个样、干多干少一个样"的问题，除了在人事方面坚持竞争性的上岗、晋升制度外，也需要采取个人收入与贡献挂钩的经济激励措施，以提高机构的微观运行效率。但个人贡献的衡量标准也必须建立在服务质量和公众满意度之上，而非创收的多少。再次，要进一步理顺政府和公立医疗卫生服务机构之间的关系，改善医疗行政上的治理结构，避免管得过死等问题，以调动服务机构自身的积极性。但同时应当注意：医疗卫生服务机构特别是公立机构的自主性和独立性，不能超出政府统筹规划和行政规划的范围。包括机构目标、行为边界乃至财务制度和价格管制等。医疗卫生服务机构之间的关系，也不宜像企业界那样强调竞争，而是应当注重彼此之间的分工与协作。

政府举办的城市社区卫生服务中心（站）和乡镇卫生院等基层医疗卫生机构，要严格界定服务功能，明确规定使用适宜技术、适宜人才、适宜设备和基本药物，为广大群众提供低成本服务，维护公益性质。要严格核定人员编制，实行人员聘用制，建立能进能出和激励有效的人力资源管理制度。要明确收支范围和标准，实行核定任务、核定收支、绩效考核补助的财务管理办法，并探索实行收支两条线、公共卫生和医疗保障经费的总额预付等多种行之有效的管理办法，严格收支预算管理，提高资金使用效益。要改革药品加成政策，实行药品零差率销售。加强和完善内部管理，建立以服务质量为核心、以岗位责任与绩效为基础的考核和激励制度，形成保障公平效率的长效机制[①]。

6.2 提高医疗卫生服务在不同地区和人群间的可及性

实践告诉我们，市场配置资源固然有利于技术进步和提高经济效益，但市场的本质是根据供求关系决定资源流向。在城乡之间、地区之间以及不同社会群体之间存在明显的收入差距和消费能力差距的情况下，靠市场自发地配置资源，必然导致卫生资源向发达地区和高端市场集中。虽然这有利于高端服务的技术水平和能力的提高，但这是以服务可及性下降为代价，无法保证公众在需要时得到及时、便捷的医疗卫生服务。在这个问题上，我们已经有过深刻的教训，正确的选择只能是强化政府的责任和作用，对医疗卫生服务体系建设的各个环节，包括各种类型医疗卫生机构的布局、规模、人员和设备标准等实施全面的统筹规划。对医疗卫生服务体系进行全面的布局规划和严格管理，也是市场经

---

① 张鹭鹭、胡善联、魏颖等：《区域内医院医疗卫生资源配置公平性研究》，载于《中华医院管理杂志》2000 年第 18 期。

济国家非常普遍的做法。

医疗卫生服务机构是基本医疗卫生服务均等化得以实现的必要手段。因此，医疗卫生服务机构的合理布局，即确保公众在需要服务时能够得到及时、便捷服务的服务网点分布，是必须优先解决的问题之一。按照这一要求，各级各类医疗卫生服务机构的网点分布应当与人口的分布相一致。在层级分布方面，要形成合理的层级结构，优先建设基层医疗卫生服务机构，确保基层服务网络的完备性。因为只有建立、健全基层服务网点，才能真正实现基本医疗卫生服务的可及性。从中国目前的情况看，虽然卫生投入总量增长很快，但相对于公众不断增长的医疗卫生需求来说仍然是不足的。在这种情况下，更需要优先发展基层医疗卫生服务机构。如果将有限的财力集中于二级、三级医疗卫生服务机构的建设，忽视了基层医疗卫生服务机构的发展，则不仅医疗卫生服务的可及性将受到严重影响，卫生投入的宏观绩效也会大打折扣。因此，实现医疗卫生服务均等化必须与医疗卫生服务体系的完善同步进行。

6.2.1　社区卫生服务体系：实现基本医疗卫生服务均等化的载体

社区卫生服务是在政府领导、社区参与、上级卫生机构指导下，以基层卫生机构为主体，全科医师为骨干，合理使用社区资源和适宜技术，以人的健康为中心、家庭为单位、社区为范围、需求为导向，以妇女、儿童、老年人、慢性病人、残疾人等为重点，以解决社区主要卫生问题、满足基本卫生服务需求为目的，融预防、医疗、保健、康复、健康教育、计划生育技术服务等为一体的基层卫生服务。

国际性的医疗卫生实践表明，社区卫生服务是成本效益很好的干预措施，也是政府承担主要责任的卫生服务领域。如将慢性病病人疏导到社区，病人将获得比三级医疗更好的医疗照顾，也更经济有效。因此，扩大和发展社区卫生服务，构建合理分工、经济有效的卫生服务体系，对适应人口老龄化和疾病谱变化、加强慢性病的防治有重要意义。社区卫生服务是满足居民基本卫生服务需求的最佳方式，可以解决居民就诊距离远、路途时间长、候诊时间长、医疗花费多等诸多问题，在提供方便、快捷、综合、价廉的卫生服务方面具有很大的优势，对于提高卫生服务的公平性、控制卫生费用增长能起到卓有成效的作用。

社区卫生服务的建设是卫生改革与发展的全球性战略重点之一，也是实施区域卫生规划和卫生政策的基础，有利于预防战略的加强及健康保障制度的实施，也有利于构建一个有效利用卫生资源的经济公平的卫生服务体系。虽然农村的社会发展、经济水平、文化教育和环境条件等与城市还有许多差别，但依据家庭和居民的生产、生活基本发展和变化规律来看，有许多表现是一致的，在农村发展社区卫生服务也是切实可行的。

1. 将预防保健工作与社区卫生服务相结合

预防保健工作的开展要以社区卫生服务为载体，这是由社区卫生服务的特点决定的。一方面，社区卫生服务的工作重点同预防保健工作的内容是相互契合的。作为一种实现初级卫生保健的形式，社区卫生服务坚持以早期预防和干预为主，通过开展健康教育，改进日常生活方式和行为，从源头上保护与增进群体健康，这同预防保健政策的初衷是相一致的。我国尚处于社会主义初级阶段，人口多、卫生事业总费用大，但人均费用很少，发挥社区卫生在预防保健工作中的作用，对于巩固初级卫生保健成果具有重要的作用。构建以社区卫生服务为平台的疾病预防和保健模式具有许多优点，如对于危及群体健康的传染病和慢性非传染病问题，在社区中预防可以起到事半功倍的效果；此外，社区卫生服务通过对疾病进行早期教育、早期预防和早期治疗，可以降低医疗费用，减轻人们的经济负担。

另一方面，社区卫生服务具有地缘优势，有利于预防保健工作的开展和健康管理的实施。预防保健工作开展的前提，就是要摸清社区存在的各种健康问题以及当前的患病状况，只有将健康和卫生状况厘清，做出社区卫生状况的正确诊断，才能有针对性地做好预防保健服务。社区卫生服务植根于人民群众之中，通过健康普查，建立健康档案，并进行健康管理。只有社区卫生服务才能切实掌握社区的疾病谱，对大病、重病、慢性病实行系统跟踪管理，并据此制订不同人群的健康教育和康复计划，使不同人群增强健康意识，养成适合其自身特点的生活习惯，从而提高整体健康水平，增强预防保健工作的效果。

所以，社区卫生服务的内核同预防保健政策的宗旨是一致的，预防保健工作的开展必须依靠社区卫生服务，才能以较低的成本取得较好的政策效果。

2. 将基本医疗保险与社区卫生服务相结合

基本医疗保险与社区卫生服务具有相同的服务对象和目标，即满足民众的基本医疗卫生需求，并控制医疗费用。作为两种相辅相成的政策，社区卫生服务与基本医疗保险可以形成良性经济循环，从而为民众提供高质低耗的基本医疗卫生服务。

社区卫生服务客观上是基本医疗保险的定点医疗机构，也是维持保险基金收支平衡的重要手段。

一方面，发展社区卫生服务是建立健全医疗保险体系的有效途径，社区卫生服务客观上是基本医疗保险的定点医疗机构。因受经济结构发展水平和国家财力有限等因素的制约，目前我国只适宜建立"低水平、广覆盖、多层次、多形式"的医疗保险体系。社区卫生机构能以较低的资本构成卫生服务中心，因而成为基本医疗卫生服务的主要提供单位。且新的医疗保险制度所实行的属地管理原则，使基本医疗保障水平趋向均等化，客观上要求巩固和发展社区卫生服务。所以，建立和健全我国医疗保险体系离不开发展社区卫生服务。

另一方面，社区卫生服务通过不断增加居民对优质低耗服务的利用，可以减少医疗保险基金的支出，提高医疗保险保障水平，促进医疗保险的可持续发展。当前，一些地区的劳动和社会保障主管部门经常被医疗保险基金运作失衡、整体超支等问题所困扰。控制医疗费用，最有效的方法是合理引导参保职工利用社区卫生服务。由于社区卫生服务的固定成本和变动成本都远低于城市上层医疗卫生机构，就诊费用低廉，而且集医疗、预防、保健、康复、健康教育和计划生育技术于一体，大部分小伤小病的治疗，慢性病和老年疾病的预防、康复都能在社区用低成本得到很好的解决。这样，病人的支出减少，使医疗保险的支出成本大大降低。因此，发展社区卫生服务、控制医疗卫生服务成本，是职工医疗保险制度维持基金收支平衡的重要手段。

基本医疗保险的政策支持，是社区卫生服务发展和城市医疗卫生服务体系建构的关键。

一方面，城镇职工基本医疗保险对社区卫生服务中的基本医疗提供了资金保障，解决了社区基本卫生服务的投入问题，是利用经济杠杆规范社区卫生服务提供与利用的重要手段。它保障了参保职工对社区基本医疗卫生服务的利用，使社区医疗卫生服务得到合理补偿。因此，社区卫生服务和基本医疗保险的对接，有利于社区卫生服务事业的可持续发展。

另一方面，通过医疗保险的费用激励机制将居民的基本卫生服务需求向社区疏导，使卫生资源配置趋于合理。过去的医疗保险制度，允许病人到不同的医疗机构就医，在需方和供方的费用控制方面缺少有效的办法。医疗保险实施定点医疗和转诊制度是有效使用医疗保险资源、控制医疗费用的必由之路。将社区卫生服务纳入医疗保险，对不同层次的医疗卫生机构实行不同的自负比例。例如规定患者在社区卫生服务站就诊，个人承担的费用比例最低，并将家庭病床也列入医疗保险的报销范围，同时逐步实施和完善社区首诊和转诊制度，对于不经过转诊而直接去上级医院就诊者，医疗费用不予报销等等。以上这些规定将大医院过多的医疗需求疏导至社区，从制度上保证了社区卫生服务机构有足够的服务人群和服务量，不仅能维持社区卫生服务机构的正常运转，使医疗保险费成为社区卫生服务的主要资金来源，而且可以改善就医环境，引进必要的设备和技术，继而形成良性循环，为社区卫生服务的发展注入生机和活力。随着基本医疗保险支持政策的逐步落实，我国将形成社区卫生服务与综合医院、专科医院合理分工的城市卫生服务新格局，综合医院和专科医院负责入院急救服务和住院服务，基本医疗卫生服务将被分流到社区，从而使整个城市卫生服务体系的结构、功能和布局更加合理化。

所以，社区卫生服务的发展需要基本医疗保险的支撑，而功能完善的社区卫生服务又是基本医疗保险制度运行的基础，二者的关系是相互依存的。

3. 将农村合作医疗与社区卫生服务相结合

农村社区卫生服务作为一种为农民提供的合理服务方式，其目标与合作医疗相同，都是满足农村全体居民的基本卫生服务需求。社区卫生服务是合作医疗的服务提供者，同时也是合作医疗的服务网点，以方便、快捷、综合、连续的服务方式为农民群众提供医疗保健服务；而合作医疗制度使农民群众的基本医疗得到保障，减轻了费用负担，降低了因病致贫、因病返贫的风险。二者的有机结合，将搭建起农村卫生服务的"供方"和"需方"的桥梁，既可以使卫生费用更趋合理，有利于合作医疗保健制度的巩固和推广，又有利于社区卫生健康、稳定和持续发展。

农村开展社区卫生服务，可进一步完善合作医疗制度，推进农村合作医疗保障制度的广覆盖过程。

一方面，开展社区卫生服务，有利于向农村居民提供便捷的卫生服务并控制医药费用的过快增长，从而推动合作医疗的发展。作为一种符合成本效益的服务方式，农村社区卫生服务以预防保健为主，对于降低发病率、减少医疗费用的发生、减轻疾病风险对合作医疗经费的冲击具有重要意义。合作医疗保险制度与社区卫生服务相结合，一是保证人民群众可以获得及时、合理、有效、经济的基本医疗卫生服务，减轻农民的医疗费用负担，对于防止因病致贫、因病返贫，促进卫生服务公平性具有重要作用；二是社区卫生服务坚持有病早治、无病早防，使医疗费用更趋于合理，有助于降低合作医疗负担，巩固和发展合作医疗制度。

另一方面，将社区卫生服务纳入合作医疗的报销范围，可以丰富合作医疗的内涵，不断扩大合作医疗的覆盖面和筹资渠道。原来的合作医疗保健制度目标定位偏低，医药费报销仅限于门诊费、部分药费、检查费等，作为分担风险的费用保障机制，它的受益者只是患病人群，健康人群得不到任何形式的服务。这样就抑制了广大农民参加合作医疗的热情，合作医疗"启动容易巩固难"的问题一直比较突出。社区卫生服务将健康保健内容融入合作医疗，赋予了合作医疗新的内容，解决了过去合作医疗保障只面向少数人的矛盾，不仅分担疾病风险，而且对没有发生费用报销的参保对象，可以开展健康检查、预防保健和健康教育等服务。合作医疗保障体制与社区卫生服务模式相结合，做到有病经济补偿、无病保健服务，在坚持对弱势人群照顾的同时，兼顾其他社区人员的医疗需求，可提高群众自愿参与合作医疗的积极性。所以，农村社区卫生服务可以通过深化服务内容来增强农民的健康投入意识，提高合作医疗制度对未患病人群的吸引力，从而扩大合作医疗的覆盖面。

农村合作医疗制度的重建、完善和发展，可以对社区卫生服务形成业务和费用补偿，为开展农村社区卫生服务提供现实的物质保障。

一方面，合作医疗可以成为社区联络社区人群参与的纽带，体现共同参与、共担费用、共享服务的精神。把合作医疗的报销范围延伸到社区卫生服务，农民日常的小伤小病在社区卫生服务站就诊，大病由站向中心转诊，站与中心、中心与县、市医疗机构实行双向转诊，从而使病源不流失，使其有业务开展，促进社区卫生服务的发展。若只实行社区卫生服务，而不开展合作医疗，农民就缺乏利用社区卫生服务的积极性，这样的农村社区卫生服务是不能长久存在的。

另一方面，开展社区卫生服务尤其是预防保健服务，经费来源单纯依靠政府支持是不现实的。为了激励卫生人员主动进行社区预防保健服务，借鉴国外经验，应有一种经济补偿方法。农村合作医疗的实施可为社区卫生服务的经费问题开辟一条渠道，而这一渠道是社区卫生服务可持续性发展的关键。合作医疗构成社区卫生服务的费用支持系统后，可以使社区卫生服务取得经常、合理、稳定的经济来源，从而为社区卫生服务提供资金支持。

综上所述，合作医疗保险和社区卫生服务的有机结合，可促进二者共同发展，对于构建新型的农村卫生服务体系具有重要意义。

社区卫生服务是最具成本效益的医疗卫生服务方式，它既能为人群提供高质低耗的基本医疗和预防保健服务，又能有效降低卫生费用。它有助于减少基本医疗和合作医疗保险基金的支出，提高医疗保障水平，有助于推进农村合作医疗保障制度的广覆盖过程，也有助于建立对弱势群体医疗救助的支援网络。同时，通过费用激励机制将居民的基本卫生服务需求向社区疏导，增加对基层卫生服务的利用，使社区卫生服务得到合理补偿，又能反过来促进预防保健、基本医疗保险和合作医疗的顺利实行和可持续发展，从而形成良性循环。

6.2.2　农村医疗卫生服务体系：实现基本医疗卫生服务均等化的关键

我国农村医疗卫生服务体系发展长期落后，城乡差距巨大的问题十分突出，是医疗卫生服务不公平的基本表现之一。改革开放以来，我国经济社会有了很大的发展和进步，但是，农村医疗卫生服务发展落后的局面变化不大。以大病统筹为主的新型农村合作医疗制度，重点解决农

173

民因患传染病、地方病等大病出现的因病致贫、返贫的问题，然而农民最需要的，其实还是基本医疗卫生保障。

1. 政府应承担大部分的公共支出

卫生领域具有众多的物品和多样化的服务需求，既有纯公共产品，也有纯私人物品，还有相当多的混合公共产品。纯公共产品如基本公共卫生，必须由政府提供；私人保健属于纯私人产品，由市场提供；医院的医疗卫生服务是混合产品，需要收费服务；还有使用边际成本比较低，但是排他性较强的物品，如防疫等，必须由政府提供。政府在卫生领域应该提供的公共产品和公共服务包括：公共卫生计划，防疫、大规模防治传染病，改善健康与营养指导等；重大疾病控制；公共卫生的健康营养知识与信息的传播；为全体人民提供基本卫生设施。许多地区在片面强调市场配置作用的同时，盲目地将公共产品的生产划入私人产品范畴，将之推向市场，不适当地弱化各级政府和管理部门的公共责任，导致了农村公共卫生体系的弱化和滞后，直接影响到占我国人口绝大部分的农民的身体健康。因此，政府应担当起"公共人"的角色，承担大部分的公共支付。

2. 分类推进农村合作医疗体制的重建

一直以来，中国的医疗卫生体制建设是按城乡、所有制、就业状态来分别组织实施的。专家认为，这种制度建设方式有失公平，其具体表现就是现行医疗保险制度覆盖面太小。城镇医保的目标人群只包括就业人员及符合条件的退休人员，将绝大部分少年儿童、城镇非就业人口、非公有制部门的从业人员，以及以农民工为代表的流动人员排斥在外。农村医保由于采取自愿参加的原则，事实上只有农村中相对富裕的群体才能参加。而最贫困的农村居民，通常也是最需要帮助的人，却因为缺乏缴费能力而无法参加医保。有人形象地称，现在的医疗保障是穷人根本没有机会和条件去加入所谓的"富人俱乐部"。为此，应按发达地区、较发达地区、欠发达地区分阶段地实施不同的医疗保险制度。这样不仅可以更好地实现社会公平，保障全体公民的基本健康权益，也可以避免体制分割所造成的利益集团分化以及由此产生的矛盾和冲突。更为重要的是，可以真正增进对农民权益的保护。

3. 建立三层次的农村医疗卫生服务体系

改革开放以来，经济取得了巨大的进步，但农村医疗卫生状况改善不大。大医院的技术水平、设备条件越来越高，而初级机构，尤其是农村乡镇医院逐步萎缩，很多甚至到了无法生存的地步。再者，政府对医疗卫生改革的基本导向是"抓大放小"，即重视三级以上的大型综合医院而忽视了初级医疗卫生服务机构。

新的改革应将医疗卫生服务分为公共卫生、基本医疗卫生服务和非基本医疗卫生服务三个层次。公共卫生服务包括计划免疫、传染病控制、妇幼保健、职业卫生、环境卫生和健康教育等，应由政府向全体社会成员免费提供。在基本医疗方面，以政府投入为主，针对绝大部分的常见病、多发病，为全民提供所需药品和诊疗手段的基本医疗卫生服务包，以满足全体公民的基本健康需要。

4. 完善县乡财政管理制度，增强基层政府提供公共服务的能力

"完善公共财政制度，逐步实现基本公共服务均等化"是保障社会公平正义、促进社会和谐的内在要求。只有不断完善公共财政制度，才有条件逐步实现基本公共服务均等化。医疗卫生服务作为公共服务的重要组成部分，完善县乡财政管理制度来促进城乡医疗卫生服务均等化也是题中应有之义。在未来一段时间，中国县乡财政管理制度应从中国基本国情出发，一是要完善财政奖励和补助政策，切实缓解县乡财政困难。研究县乡政府支出安排绩效评价体系，加大资金使用监管力度，确保财政困难的县政府将获得的"三奖一补"资金用于农村基本公共服务。二是要按照基本公共服务均等化的要求，进一步完善省以下财政管理体制。积极推进省直管县的财政管理体制改革，探索"乡财县管乡用"财政管理方式，切实增强乡镇政府履行职责和提供公共服务的能力。三是要推进乡镇政府和乡镇事业单位改革。通过这些措施来积极推进城乡基本医疗卫生服务的均等化。

5. 完善对农村医疗卫生服务体系的投入机制

中央财政和地方各级政府应根据各地经济发展和财政收入情况，按照"各级人民政府要逐步增加卫生投入，增长幅度不低于同期财政经常

性支出的增长速度"以及"每年增加的卫生事业费主要用于发展农村卫生事业"的要求①,对农村卫生事业在现有投资的基础上逐年有所提高;同时,国家财政采取倾斜政策,加大对经济欠发达地区农村卫生事业的投入。

要因地制宜确定农村医疗卫生服务体系的支持重点。发达地区农村县、乡政府财力状况较好,农民的支付能力较强,财政可以通过投入农民住院医疗保险,增强对医院的支付和控制能力,以促进农民住院医疗保险与城镇职工医疗保险并轨,实现社会化医疗保险。中部地区农民虽然达到一定的收入水平并具有一定的医疗卫生服务支付能力,但农村卫生机构服务设施差、医务人员专业素质不高,财政可以在支持新型农村合作医疗制度的同时,加大对医务人员培训的投入支持,以提高医疗卫生机构自身的服务能力。西部地区地方财政窘迫,农民收入水平低,中央财政和省级财政除了增加对新型农村合作医疗制度的补助外,有必要依据当地居民的患病情况,开展县级医疗机构的重点临床学科建设项目并有针对性地给予补助,同时实施"收支两条线"管理,控制医疗费用的上涨幅度。

在保证农村医疗卫生机构基本建设与离、退休人员工资和防保经费及人员工资的前提下,抽出政府补助给医疗机构的部分经费,补助给卫生服务需求方,即看病的农村人口,增强农民享受公共卫生支出的直接性和可见性。在已经实行新型农村合作医疗制度的地区,可以对参加新型农村合作医疗制度的农民适当提高补助数额。在尚未实行新型农村合作医疗制度的地区,可以拿出一定的资金,对贫困农民发放医疗优惠卡,保证在定点医院就诊时减免一定比例的医药费。

6.2.3　基本药物制度改革:实现基本医疗卫生服务均等化的重要措施

基本药物制度是政府为满足居民保健需要,合理利用有限的医药卫生资源,保障用药安全、有效、合理而推行的国家药物政策。基本药物制度涉及药品的生产、供应和使用的每一个环节,是国家药物政策的核

---

① 参见 2002 年 10 月《中共中央、国务院关于进一步加强农村卫生工作的决定》。

心内容。建立我国国家基本药物制度，对落实国家药物政策，保障公众身体健康，指导临床医师合理用药，控制药费增长过快，正确引导药物的研究和开发，全面实现药品生产、流通和使用的良性运转，规范药品捐赠，实现公众治疗可获得性和可支付性，解决看病难、看病贵等问题，都具有重要的作用。

建立基本药物制度可建立起良好的药品质量保证体系，有效改善基本药物短缺和浪费现象，为我国的基本医疗卫生服务制度提供科学、合理、规范的用药依据，同时可减少医源性疾病和药品不良反应，提高临床合理用药水平，提高药品资源的利用效率，减轻政府财政负担，保证药物储备和药品捐赠，使其在全民用药权益获得和降低医疗费用方面发挥重要作用。

2009年8月，由卫生部等9个部门制定的《关于建立国家基本药物制度的实施意见》的发布，标志着我国建立国家基本药物制度工作正式启动。这项重大的改革措施旨在保障群众基本用药权益，促进"以药补医"机制的转变和药品生产流通企业资源的优化整合，对保障民众安全和有效用药以及医疗卫生服务均等化具有十分重要的意义。

177

1. 增强政府对基本药物的宏观调控与监管

由政府级的基本政策上升为国家级的基本国策，提升基本药物制度的政策地位。近年来医疗卫生费用增长过快[①]，"看病难、看病贵"问题已成为影响普通百姓生活质量的一大因素，国家基本药物制度必须作为国家的基本国策才有可能从根本上得到落实。在我国，基本药物制度提出并实施31年，却未见任何有效改善医患关系的作用，医患矛盾日益尖锐，只有把基本药物制度上升为国家基本国策，才能一方面减少群众的基本医疗需求；另一方面降低社会矛盾的激化、减少政府管理的成本。

推行基本药物制度是一项复杂的社会系统工程，涉及医药卫生、药品监督管理、文化教育、社会保险、劳动保障、财政、物价、经济管理、工农业发展等诸多方面，而《中华人民共和国药品管理法》未提及国家药物制度问题。因此，当务之急是尽早修订和完善现行的《中华

---

① 卫生部，第三次国家卫生服务调查 [EB/OL]. http：//www. moh. gov. cn. 2004 – 06 – 29.

人民共和国药品管理法》，围绕影响民众健康的重点疾病、常见病和多发病，科学遴选国家基本药物，制定监管配套措施，用法律手段保障基本药物政策在药品研究、生产、流通、使用各个环节发挥其应有作用，保障公众能以可承受的价格获得安全有效、质量可靠的药品。唯有把各级政府作为实施国家基本药物制度的责任主体，每一项国家药物政策的落实才会有行政的、资金的、配套措施的保障。同时，协调好各有关部门间的关系，通过宏观调控和市场竞争机制相结合，促进并规范基本药物生产，保证方便、及时地供应基本药物，规范医院合理用药，建立合理用药考核机制，使基本药物能真正满足人们的基本医疗需求。

在药物的宏观调控中，中国的药监局是一个关键部门，令人十分遗憾的是，这些年来，该局的工作很难令人满意。2004 年递交到中国药监部门的 10009 例"新药申请"中，没有一种是真正的新药，即新化学实体，绝大部分是中国药典中已有的药物，仅是对剂量、给药途径或其他新用法作了变更。目前没有一个机构能对审核新药的药监局和专家组进行监督，这使新药报批存在着各种寻租的可能性，违规申报屡见不鲜。其实监督还是第二位的，其基础是有一个健康的组织架构和合格的评审专家库。对于中国药监部门的问题，绝非是轻易能解决的，必须按照以民生为本、全心全意为人民服务的宗旨对其进行改革改造，从源头上杜绝各种改头换面的冒牌新药层出不穷的局面。

越是触动利益格局，越需要主导者的科学与规范、公平与透明。政府要科学公正地进行基本药物目录的修订和调整，要对基本药物的采购、招标、供应、存储、配送等环节进行有效管理和监督，确保国家基本药物制度的"原则性"与地方的"灵活性"有效结合。要严格执行药品招标制度，对基层医疗机构的零差率销售建立有效的监控手段。基本药物制度的实施将会触及一部分群体的经济利益，更需要厘清政府与市场的角色，建立起公平、公开的门槛准入制度，杜绝权力寻租的空间。

2. 建立完善《国家基本药物目录》

《国家基本药物目录》是国家基本用药制度的基础，只有目录确定以后，基本医疗卫生服务才能落到实处，才能保障老百姓用上价廉、有效、安全的药品，才能真正解决百姓看病难、看病贵问题。而根据我国国情，一个科学合理的《国家基本药物目录》必须具备有效性、安全性、必需性、使用方便、价格低廉、质量稳定等基本特点，为切实使其具备这些特点，在选择时首要把握的一点就是要精简择优。

首先，应满足基本需求。建立国家基本药物制度的根本目的在于改变目前药品使用环节不合理用药、药物滥用严重、药价虚高等诸多不正常的现象。所以，在基本药物品种的筛选上一定要从满足患者基本医疗用药的需求出发，在任何时候都要坚持合适品种的"临床必需"原则，遴选出疗效确切、不良反应小且质量稳定的品种，保证患者临床用药安全。

其次，加大对新药研发的资助力度并突出中药品种。政府在加大对公立医院的补偿投入和加大医药创新科研投入这两个重点中，尤其应该考虑到医药创新对经济可持续发展的长远贡献。依靠进口药物是不可能实现基本药物制度的第一个目标的，但是单靠企业的投入是远远不够的，是无法与国际大型医药企业抗衡的。需要自主知识产权的药物来提高市场竞争力，实现药物的价廉物美，才能真正实现基本药物的可持续性和可及性。中药的应用历史源远流长，至今仍在医疗保健中占有相当重要的地位。如今，中药现代化进程不断加快，传统中药的特色与优势和现代科学技术的有机结合，使得中药的开发应用呈现出旺盛的生机与活力。在遴选基本药物过程中，应突出中药品种，将安全可靠、价格低廉的中药产品优先纳入《国家基本药物目录》。此外，对一些质优价廉的经典中药品种，国家要给予适当补贴，让它们在临床应用上发挥更大的作用。

最后，秉承同效廉价优先的原则遴选。临床用药价格居高不下是群众看病难、看病贵的重要原因之一，要实现基本医疗卫生服务均等化，进入基本药物目录的品种必须在质效相同或相近的前提下，优先选择廉价者。为此，必须加强药品行政管理和药品的标准化建设。同一类药品的规格和剂型必须限制数量，同一种化学成分的药品不能设立多种商品名。这样一来，剂型匹配问题和医生不断换选新药（新的商品名，换汤不换药），以挣得更高回扣的问题就会釜底抽薪般地解决。要做到这一点，必须要以政府药品管理部门"牺牲"批准"新药"过程中得到的好处为前提。在操作上可以考虑制定行业标准，严格要求制药厂在药品外包装上，而不仅是说明书上注明产品的成分、工艺、剂量与疗效，以便患者在购买之前可以鉴别和比较。

3. 实行医药分开，落实财政补贴资金

从以往的实践来看，药物从生产到消费这一过程充满许多变数，在一定程度上也决定着基本医疗卫生服务均等化的实现与否。在国家基本药物制度建立后，建立一个合理高效的药物流通机制，为广大民众提供安全、有效、适宜、经济的药物，并充分、合理利用我国有限的医药卫生资源，实现基本医疗卫生服务均等化的目标，已是刻不容缓。

在中国的医疗体制中，医院药房的收入是医院正常经济运转的重要组成部分，由于医院"以药养医"，经济利益驱动导致不合理用药——大处方、高价药，使患者不堪重负。"看病贵"成为影响社会和谐的重大民生问题，医药分开作为解决这个问题被提了出来[1]。医药分开的本质是坚持医疗卫生的公益性质，手段是通过医药赊销环节既得利益分配格局的调整，改变医院"以药养医"的畸形局面，革除"以药养医"的弊端，杜绝医药购销环节滋生的医药回扣（商业贿赂）、医权寻租等非法收入和不合理收入，遏制腐败，目的是减轻广大患者不合理的费用负担，解决群众"看病贵、看病难"的问题，形成良好的医患关系，真正体现"医"的价值，从而能真正实现基本医疗卫生服务均等化，人人公平地享有基本医疗卫生服务。

在医患药三者中，医生的自由度最大，他既可能是患者的代理人，也可能是药商的代理人，而究竟将谁的利益放在首位，是个道德风险问题。当只服务于患者就得不到适当的物质利益，体现不了自身价值时，他就会服务于药商，沦为医药厂商的推销人员。单纯的监管或道德说教乃至仅寄希望于医药分开，只能治标不能治本。治本之法在于，改革医疗卫生服务价格的形成机制以体现医生人力资本的市场价值，其中应当包括增设药事服务费、适当提高医疗技术劳务性服务价格，并将它们纳入基本医疗保障报销范围，从而形成医生的自律机制，再加上医保机构作为第三者的监管，这样基本能够解决。

要实现医药分开不能停留于对医院和医生的指责，从以药养医的医

---

① 经济学家、中国社会科学院的李茂生研究员早在 1992 年探索医疗卫生体制改革时就提出了医药分开的主张：参见刘国光主编《深圳经济特区 90 年代经济发展战略——率先塑造社会主义市场经济新体制 把深圳经济特区建成现代国际城市》，经济管理出版社 1992 年版。

药不分到医药分开，说到底是不同利益集团之间的博弈，这是一个复杂的民生问题，政府应当以人为本，通过增加财政收入以解决医方的合理利益为关键来调节，平衡医、患、药三方的利益关系。因此，必须增加财政对医疗卫生系统的投入，建立财政补贴硬性制度，以弥补其经营收入的不足，从而提高其执行国家基本药物制度的内在动力。

如何鼓励医疗机构优先合理使用基本药物，这是基本药物制度能否成功的一个关键环节。基本药物实行零差率销售，应该明确医院少收的这部分钱从哪里来，必须给予医院合理的补偿。既定的政府 3 年新增8500 亿元的投入要落实到位。随着经济和财政状况的好转，政府投入还应有所增加。地方财政要切实承担起补偿责任，政府医疗卫生支出方向应当从以公立医院为主转向基本医疗体系建设，以全面推进基本药物制度改革。

基层医疗卫生机构取消药品加成后减少的收入仅由财政一家补偿，尤其是地方财政来负担，会引起对地方财政补偿能力的担忧。因此，应采取建立财政补贴硬性制度为主，同时适当提高医疗卫生服务价格和药事费，三管齐下。为了促进医疗单位积极使用基本药物，建议政府将基本药物使用率作为向医院发放财政补贴的重要依据。同时根据我国的经济现状，可考虑非基本药物加成 10% 以减轻地方财政的压力，最后逐渐实现医药分离。建议山区及贫困县县级医疗机构的补偿应由省级以上财政负担，以确保财政补贴的落实。

6.3　建立全民基本医疗保障制度

构建国家医疗保障制度体系成败的最终责任在于这个国家的政府①。这是因为政府的合法性与公信度决定了只有政府的干预，才能确保人们得到更平等的基本医疗卫生服务。政府对基本医疗保障事务的干预主要表现在对医疗卫生服务领域、医疗保险市场等方面。

政府与市场机制在医疗卫生服务的提供过程中都需要发挥作用，但政府应占据主导地位，发挥主导作用。原因是：首先，公共卫生服务和

---

① 参见世界卫生组织：《2008 年世界卫生报告——初级卫生保健：过去重要，现在更重要》。

基本医疗卫生服务在全部卫生服务中占据着决定性的比重，对居民健康水平影响巨大；其次，从我国基本国情出发，并借鉴其他国家的成功经验，应该将医疗卫生事业的基本目标定位为在优先满足公共卫生服务和基本医疗卫生服务需求的基础上，更多地满足社会成员的其他医疗卫生服务需求。因此，在分配医疗资源时，要先将资源配置到公共卫生和基本医疗卫生服务领域，而后再把剩余的资源用于提供普通医疗卫生服务和非基本医疗卫生服务。

在现代市场经济条件下，政府对卫生的合理干预是对市场机制的必要补充。实现全民医疗保障在坚持政府干预的同时，也要发挥市场机制的作用，亦即政府对医疗保障的干预是一种"辅助市场的干预"①。科斯指出，由政府完全代替私人生存公共物品并不一定是最好的解决方案，政府要做的是通过对市场结构和市场行为的监督以及纠正市场失灵来推动竞争。

可以认为，建立全民医疗保障制度是政府干预医疗保障的主要形式，而维护公平性是其中一个重要意义。由于在医疗卫生服务领域存在着市场失灵，医疗资源集中于大城市、大医院和少数人，其结果是在医疗卫生服务获取方面"贫富悬殊"，绝大多数"穷人"不合理地承担了"富人"的费用，在一定程度上承担了医改的成本。这也是造成城乡之间差别、地区之间差别的主要原因。我国是一个发展中国家，贫困人口占总人口比例比较大，保障这部分人口能够获得基本的医疗卫生服务，是政府长期的责任，政府应该发挥主导作用，审视医疗保障制度中对贫困人口的保障缺失问题，努力消除"健康贫困"。

从另一个方面来看，建立全民医疗保障制度，对所有符合条件者实行强制性保险，有效保证"风险池"的规模，以防止由不参加保险所造成的保费筹集的不足和带来的外部性；"对逆向选择的部分解决办法是使成员资格变为强制性的，以防止风险的外溢"②，控制"挤出效应"以及"劣币驱逐良币"现象的发生，保证每一个社会成员能够平等地享受医疗保障。

① ［印］阿马蒂亚·森，黄飞君译：《印度：经济发展与社会机会》，社会科学文献出版社 2006 年版。

② ［英］尼古拉斯·巴尔，郑秉文等译：《福利国家经济学》，中国劳动社会保障出版社 2003 年版。

政府对医疗保障事务干预的目的是为了从制度上保护社会成员平等地利用医疗卫生服务，对医疗卫生资源进行合理的再分配。政府的职责是保护人民群众的健康使其不会因病致贫，保证医疗卫生保健服务的可及性已经成为国际社会的共识。政府将合理地运用各种手段以实现对医疗保障事务的干预，这些手段主要包括：提供基本的医疗卫生服务，筹集医疗保障资金，建立法律框架并制定公共政策，普及健康教育等。

6.3.1　提供基本的医疗卫生服务

向全体社会成员提供基本医疗卫生服务是政府首要考虑的问题。基本医疗卫生服务的基本含义是"不可缺少的医疗卫生服务"，这些服务必须是可及的（Accessible）、可得到的（Available）和广覆盖的（Universal）。我国政府应该免费或基本免费地为社会成员提供这类服务，包括社区医疗、疾病控制、预防免疫、公共卫生、妇女儿童保健以及健康等。

从世界上许多国家的做法来看，各国政府在基本医疗卫生服务中起着举足轻重的作用，政府的干预作用在基本医疗卫生工作中是不可替代的。许多国家对各级政府在公共卫生中的责任都有明确的规定和限制，中央政府主要承担制定公共卫生任务和健康目标的职责；省级政府负责协调中央政府与地方政府关系，发现省内的主要卫生问题，为中央制定政策提供依据，同时指导地方政府的具体工作；地方政府负责具体实施公共卫生任务，提供卫生保健服务，满足区域内居民的卫生保健需要。我国目前主要是通过国家确定若干服务项目，免费向城乡居民提供基本公共卫生服务。

事实上，基本医疗卫生服务的范围界定十分复杂，可以分为几个层次讨论，最基础的临床服务如妇幼保健、对新生儿死亡的干预等，这些干预并不是很贵，但却非常有效。政府应该出台相关政策，鼓励合格的疾病预防工作者和医务人员到基层、贫困地区开展这些工作；第二个层次就是对一些常见病的干预，比如高血压。高血压的早期治疗与控制费用并不是很贵，但是如果早期没有进行干预，治疗费用就会大大增加，患者也会很痛苦。这也是为什么医疗费用越来越成为一个沉重负担的原因。当然，基本医疗卫生服务究竟应该包括哪些内容，应该是根据国家的财政预算来划定。我国作为发展中国家，经济发展非常快，但是在提供基本医疗卫生服务方面还难尽如人意。可以在确保基本医疗卫生服务后，剩下的保障部分再根据整个国家的实力和经济水平确定。

6.3.2　建立健全公共卫生政策体系

医疗卫生领域的公共卫生政策与其他领域的公共政策相结合，旨在最大可能保障公众的健康，是对医疗保障制度改革的补充和依据。到目前为止，我国关于医疗卫生的相关法律、法规以及相关的公共政策还没有形成一个完整的体系，这是我国政府需要努力的方面。

作为医疗卫生法规政策体系，其内容应该包括：①与基本药物、技术、质量控制、人力资源与资格认证有关的卫生系统政策，这是普及初级医疗保健、实行全民医疗保障制度的基础。②侧重优先卫生问题的公共政策，公共卫生、疾病预防和促进健康的传统的公共卫生干预措施；对威胁公共健康的突发事件的快速反应处理模式。③其他促进健康与增进民众安全感的政策，例如，食品与消费品安全法规；普及健康教育的规定与措施等。这些政策能够影响、甚至决定着整个社区乃至全社会人群的健康水平①。

人们希望生活在能保证与促进健康的社会环境中，好的公共政策与完善的法制环境则是对人们这一愿望的积极回应。作为一个国家的政府，应该创造一个良好的法律环境，提供一个良好的法律框架，通过立法来推动初级医疗卫生保健工作的开展与普及，保证医疗保障制度改革有法可依，维护每一个社会成员平等享有基本医疗卫生服务的权利，增进人民群众的健康，促进医疗卫生事业持续、稳定并朝着正确的方向发展。

6.3.3　普及健康知识和推广健康教育

2003 年，随着"非典"（SARS）在全球的肆虐，接踵而至的禽流感

---

① 世界卫生组织：《2008 年世界卫生报告——初级卫生保健：过去重要，现在更重要》。

以及 2009 年的甲型 H1N1 流感，威胁人类健康的各种疾病危机正在成为一种常态，不断出现，连续发生。由此告诉我们，对各种疾病尤其是爆发性疾病的监测、治疗固然重要，但预防疾病，教育人民群众对健康知识的掌握比治疗疾病更有效、更重要。

世界卫生组织（WHO）曾向公众推荐的健康计算公式，即：健康（100%）＝遗传（15%）＋环境（17%）＋医疗（8%）＋生活方式（60%）

这个计算公式表明健康知识及行为方式已经成为影响人们生活的重要因素。可考虑通过开辟专门的电视频道、网站、广播免费向公众提供保健知识，在高等院校、中小学以及幼儿园开设健康教育课程，在整个社会形成浓厚的健康保健氛围。2009 年 8 月 30 日国务院颁布了《全民健身条例》①，该条例规定，每年 8 月 8 日为全民健身日，县级以上人民政府体育主管部门应当在全民健身日组织免费健身指导服务，公共体育设施应该在全民健身日向公众免费开放。这将对提高人民身体素质、促进社会事业发展以及和谐社会建设发挥十分重要的意义。

6.4　强化财政在实现基本医疗卫生服务均等化中的职能

20 世纪 50 年代以来，很多国家数据表明弱势群体通向医疗卫生服务的渠道已经有所改善。大规模的公共财政项目，如 Medicare 和 Medicaid，针对低收入群体的项目，如社区医疗中心、儿童和青年项目、母亲和婴儿护理等对这些改善起了很大的作用。70 年代中期以来，经济和政治环境发生了很大变化，相应的公平方面的改善步伐有所放缓。最近几年，伴随经济发展及政府财政收支的变化，医疗卫生服务市场的成本、质量及服务提供有了很大变化，对医疗卫生服务在不同种族、收入、地区人群间的分配状况的研究依然是经济学领域的热点问题之一。

6.4.1　合理划分各级政府公共卫生的事权和财权

从公共财政的要求来看，公共卫生事业发展的资金来源主要是各级

---

① 《全民健身条例》于 2009 年 10 月 1 日开始实施。

政府的财政预算，而从我国目前财政的现状来看，大规模提高政府公共卫生支出是不现实的。这就需要在适当增加公共卫生支出总规模的前提下，合理划分各级政府公共卫生的事权和财权。为实现基本医疗卫生服务均等化，在具体实践过程中，应按照全国性公共品和地方性公共品的划分，明确中央政府和各级地方政府的职责范围，中央政府主要负责基本卫生服务和全国性的基本政策研究制定、宏观管理和公共卫生事件处理。省级政府应承担地方性疾病和传染病预防；组织并提高医疗保险的统筹层次，促使目前县（市）级统筹尽快上升到省级统筹，扩大医疗保险的覆盖面。县级政府则应把精力集中在管理和协调好本地区的卫生事宜，承担本地区范围内的疾病控制、社区卫生服务、初级卫生保健等，并负责乡镇卫生院的日常经费保障。

建立以中央财政和省级财政为主导，以县乡财政为辅助的公共卫生财政支出体系。根据我国的实际情况，参照世界其他国家的经验，中央、省、县各级政府的划分比例可调整为中央政府提供全部公共卫生支出的 10% ~ 15% 左右，省政府负担 50% 左右，县政府负担 30% ~ 40% 左右。把全部公共卫生服务项目按照从基本到特需进行划分，越是基本的项目（如计划免疫等），其管理级次应越高，可由中央或省级财政承担；越是特需的项目，其管理级次应越低，可考虑县级财政承担。在目前政府投入无力覆盖全部公共卫生事业的情况下，政府的投入应确保提供基本的公共卫生服务。

6.4.2　完善解决公共卫生支出地区差异的转移支付制度

我国现行的转移支付制度，是随着分税制财政管理体制改革逐步建立起来的。即使中央政府以财力性转移支付为最重要手段来平衡各地的财力差异，也难以保证地方政府将财力性转移支付真正用于城乡医疗卫生服务均等化支出上。从结构上看，专项转移支付比例较大，而真正具有均等化作用的一般性转移支付规模较小。随着政府间支出责任的合理划分，在中央政府对地方政府财政行为监管较为完备和有效的前提下，应逐步加大一般性转移支付力度。我国实行的是"地方政府负责、分级管理、以县为主"的公共卫生管理体制，县级政府主要负责安排人员经费和业务经费，尤其是实行"乡镇卫生院上划县管"以来，原来由乡镇负责的人员经费转移到了县级财政，这在一定程度上减轻了乡镇政府的负担。考虑到部分贫困地区由于财力困难无力负担公共卫生基本建设费用，可由中央政府通过专项转移支付给予资金补助。在明确县级政府公共卫生支出责任的前提下，县级政府公共卫生财力不足部分，分别由中央、省、地市三级政府提供公共卫生的专项补助。中央财政通过专项转移支付对困难地区的重大传染病、地方病和职业病的预防控制等公共卫生项目给予补助，建立和完善突发公共卫生事件医疗救治体系、疾病信息网络体系、卫生执法监督体系及加强重点疾病防治等，并基本建成覆盖省、市、县三级的疾病预防控制体系，缩小公共卫生支出的城乡差别。

6.4.3 强化医疗卫生等预算支出的绩效评价

长期以来，由于计划经济体制的影响，卫生部门存在着资源短缺与浪费并存的现象，即一方面政府财政对卫生事业投入不足，另一方面卫生经济领域又存在管理落后、资源浪费的问题。为此，需要改革预算办法，实行零基预算法。预算定额或预算补助的确定，既要充分考虑预算内财力的承受能力，又要结合单位本身的收支情况和经费使用效益，使预算分配与单位收入及经费使用效益有机地联系起来，调整支出结构，提高使用效益，促进卫生经济资源的合理配置和有效利用。此外，把人员经费从事业经费中分离出去，事业经费的分配不以人员、床位为依据，而以任务为依据，实行项目管理。同时，专项拨款也实行项目管理，单位的预算是根据新年度单位的业务特性、工作任务、工作绩效、收支状况等因素综合考虑的，使预算基数核定依据更科学合理，从而在预算分配机制上调动单位的积极性，实现预算资金分配的合理与公平，提高卫生事业单位工作效益。

参 考 文 献

［1］安体富、任强：《政府间财政转移支付与基本公共服务均等化》，载于《经济研究参考》2010 年第 47 期。

［2］安体富：《促进社会公平的公共政策》，载于《山东经济》2010 年第 2 期。

［3］安体富、任强：《中国公共服务均等化水平指标体系的构建》，载于《财贸经济》2008 年第 6 期。

［4］白晨、顾昕：《省级政府与农村社会救助的横向公平》，载于《财政研究》2016 年第 1 期。

［5］车刚、赵涛：《新型农村合作医疗对农村居民卫生服务利用公平性的影响研究》，载于《卫生软科学》2007 年第 1 期。

［6］陈昌盛、蔡跃洲：《中国政府公共服务：体制变迁与地区综合评估》，中国社会科学出版社 2007 年版。

［7］陈迪、谭丽焱：《政府支出对医疗服务健康公平影响的比较和启示》，载于《西北人口》2016 年第 3 期。

［8］陈佳贵、王延中：《中国社会保障发展报告》，社会科学文献出版社 2009 年版。

［9］陈圆、陈欣天：《奥巴马和麦凯恩的医疗保险政策博弈——浅析美国医疗保险体制及其改革走向》，载于《法制与社会》2009 年第 19 期。

［10］储德银、韩一多、张同斌：《财政分权、公共部门效率与医疗卫生服务供给》，载于《财经研究》2015 年第 5 期。

［11］邓大松、刘昌平：《2005 年和 2006 年中国社会保障改革与发展报告》，人民出版社 2007 年版。

［12］邓微：《加大改革力度促进城乡基本医保服务均等化》，载于《中国医疗保险》2014 年第 5 期。

［13］丁德斌：《医疗服务公益性的政府责任机制》，载于《公共管

理与政策评论》2013 年第 2 期。

［14］丁元竹：《界定基本公共服务及其绩效》，载于《国家行政学院学报》2009 年第 2 期。

［15］丁元竹、杨宜勇、李爽、严浩、王元：《促进我国基本公共服务均等化》，载于《宏观经济研究》2008 年第 5 期。

［16］樊丽明、石绍宾：《区域内城乡基本公共服务均等化进程及实现机制分析——基于山东省 3 市 6 区县调查的经济学思考》，载于《财政研究》2009 年第 4 期。

［17］冯海波、陈旭佳：《公共医疗卫生支出财政均等化水平的实证考察——以广东省为样本的双变量泰尔指数分析》，载于《财贸经济》2009 年第 11 期。

［18］甘行琼、赵继莹、甘娜：《我国城乡基本医疗卫生服务均等化的实证研究》，载于《财政监督》2014 年第 1 期。

［19］高梦滔：《对云南省三个新型农村合作医疗试点县（市）的调查报告》，载于《卫生经济研究》2005 年第 9 期。

［20］高培勇：《公共财政：概念界说与演变脉络》，载于《经济研究》2008 年第 12 期。

［21］高培勇：《财政与民生》，中国财政经济出版社 2007 年版。

［22］高培勇、张斌、王宁：《中国公共财政建设报告》，社会科学文献出版社 2012 年版。

［23］高萍：《区域基本医疗卫生服务均等化现状、成因及对策》，载于《宏观经济研究》2015 年第 4 期。

［24］葛延风：《"十二五"力争医药卫生重点领域改革有所突破》，载于《人民日报》2012 年 3 月 31 日。

［25］葛延风、贡森：《中国医改：问题·根源·出路》，中国发展出版社 2007 年版。

［26］龚向光、胡善联：《各省（自治区）卫生资源配置标准的公平性研究》，载于《中国卫生经济》2005 年第 5 期。

［27］顾俊礼、田德文：《福利国家论析——以欧洲为背景的比较研究》，经济管理出版社 2002 年版。

［28］顾昕、白晨：《中国医疗救助筹资水平的横向公平性研究》，载于《财政研究》2014 年第 12 期。

［29］贾小俊：《促进公共服务均等化的均衡性转移支付改革方案设计》，载于《财政研究》2011年第6期。

［30］蒋谨慎、修江帆：《罗尔斯正义观视角中的医疗公平问题探析》，载于《医学与社会》2008年第8期。

［31］解垩：《城乡卫生医疗服务均等化研究》，经济科学出版社2009年版。

［32］解垩：《城乡卫生医疗服务均等化的经济学理论要略》，载于《中国卫生经济》2009年第1期。

［33］拉蒂·拉姆、西奥多·舒尔茨：《寿命、健康、储蓄和生产率》(Life Span, Health; Savings, and Productivity)，原载于：*Economic Development and Cultural Change*. 1979.

［34］李红霞：《基本公共服务供给不足的原因分析与强化政府财政责任的对策》，载于《财政研究》2014年第2期。

［35］李艳丽、高建民、闫菊娥等著：《医疗卫生服务质量改进中的政府责任》，载于《卫生经济研究》2015年第5期。

［36］李燕凌、彭园媛：《城乡基本公共服务均等化的财政政策研究》，载于《财经理论与实践》2016年第3期。

［37］厉以宁：《西方福利经济学述评》，商务印书馆1984年版。

［38］李奇运、朱洁、孔德欣、李征宇：《省际基本公共服务均等化程度评价研究》，载于《经济与管理评论》2015年第4期。

［39］李渊：《财政支出对城乡医疗卫生资源均衡配置的影响研究》，中国海洋大学2014年版。

［40］刘岚：《医疗保障制度模式与改革方向》，中国社会文献出版社2007年版。

［41］刘丽杭：《奥巴马政府的医改政策及评价》，载于《中国卫生政策研究》2009年第5期。

［42］刘丽杭、王新良：《健康公平——概念、影响因素与政策》，载于《医学与哲学》2004年第6期。

［43］刘尚希：《基本公共服务均等化：现实要求和政策路径》，载于《浙江经济》2007年第13期。

［44］卢洪友：《中国基本公共服务均等化进程报告》，人民出版社2012年版。

［45］罗伯特·谢诺马斯：《加拿大卫生保健体系及单方付费制度的结构优势》，载于《社会保障研究（北京）》2005 年第 1 期。

［46］罗鸣令、储德银：《基本公共医疗卫生服务均等化的约束条件与公共财政支出》，载于《当代经济管理》2009 年第 8 期。

［47］吕伟、王伟同：《我国基本公共服务提供均等化问题研究》，载于《财政研究》2008 年第 5 期。

［48］马晓河等著：《"公共服务均等化课题赴美加考察团"．加拿大和美国基本公共服务均等化情况的考察》，载于《宏观经济研究》2008 年第 2 期。

［49］孟庆跃：《卫生经济学》，人民出版社 2013 年版。

［50］孟庆跃：《改善卫生服务绩效：政策和行动》，人民卫生出版社 2012 年版。

［51］孟庆跃：《中国城市医疗救助理论和实践》，中国劳动社会保障出版社 2007 年版。

［52］曲顺兰：《高新技术企业自主创新能力再造策略研究——基于企业、市场与政府的视角》，经济科学出版社 2014 年版。

［53］任苒、金凤：《新型农村合作医疗实施后卫生服务可及性和医疗负担的公平性研究》，载于《中国卫生经济》2007 年第 1 期。

［54］舍曼·弗兰德、艾伦·C. 古德曼、迈伦·斯坦诺：《卫生经济学》，中国人民大学出版社 2004 年版。

［55］石光、李明柱：《澳大利亚卫生保健制度》，人民卫生出版社 2004 年版。

［56］舒尔茨：《论人力资本投资》，北京经济出版社 1990 年版。

［57］宋明山等：《新型农村合作医疗农村居民收入公平性的能力》，载于《中国卫生资源》2005 年第 11 期。

［58］宋晓梧：《加拿大和美国基本公共服务均等化情况的考察》，载于《宏观经济研究》2008 年第 2 期。

［59］苏长春、郑建中：《社会分层与健康公平》，载于《预防医学情报杂志》2008 年第 8 期。

［60］苏明：《中国城乡基本公共服务均等化研究》，载于《当代农村经济》2016 年第 1 期。

［61］孙婧芳：《基本公共服务对农民工市民化的影响——基于义务

教育和社会保险的实证分析》，载于《经济与管理评论》2016 年第 2 期。

［62］谭涛、张燕媛、何军：《中国农村居民家庭医疗消费支出的影响因素及弹性分析》，载于《上海财经大学学报》2014 年第 3 期。

［63］田庆丰、李小芳、李中琳：《新型农村合作医疗的受益公平性研究》，载于《医学与哲学》2006 年第 8 期。

［64］王国华、温来成：《基本公共服务标准化：政府统筹城乡发展的一种可行性选择》，载于《财贸经济》2008 年第 3 期。

［65］汪宏、张里程、王禄生等：《中国农村合作医疗的受益公平性》，载于《中国卫生经济》2005 年第 2 期。

［66］王绍光：《政策导向、汲取能力与卫生公平》，载于《中国社会科学》2005 年第 6 期。

［67］王玮：《多重约束条件下我国均等化财政制度框架的构建》，中国社会科学出版社 2011 年版。

［68］王未、朱怡桥：《医疗保险新理念："唐提式"保险》，载于《经济与管理评论》2017 年第 6 期。

［69］王晓杰、张健：《略论医疗保险政策的公平性选择》，载于《学术交流》2006 年第 7 期。

［70］王晓洁：《中国公共卫生支出均等化水平的实证分析——基于地区差别视角的量化分析》，载于《财贸经济》2009 年第 2 期。

［71］王延中：《人人享有健康保障》，载于《中国卫生政策研究》2008 年第 1 期。

［72］王延中、冯立果：《中国医疗卫生改革何处去——"甩包袱"式市场化改革的资源集聚效应与改进》，载于《中国工业经济》2007 年第 8 期。

［73］王莹：《城乡基本公共服务均等化与财政制度安排研究》，中国财政经济出版社 2013 年版。

［74］王志峰、张天：《中国医疗卫生服务均等化的地区比较及体制改革研究》，载于《经济社会体制比较（双月刊）》2009 年第 6 期。

［75］吴成丕：《中国医疗保险制度改革中的公平性研究》，载于《社会保障制度》2003 年第 9 期。

［76］吴磊：《"公民本位"视角下的公共医疗服务均等化探析》，载于《管理学家》2012 年第 4 期。

［77］乌日图：《医疗保障制度国际比较》，化学工业出版社 2003 年版。

［78］西奥多·舒尔茨，吴珠华译：《对人口进行投资——人口质量经济学》，首都经贸大学出版社 2002 年版。

［79］熊吉、丁士锋：《新型农村合作医疗制度公平性问题研究综述》，载于《经济纵横》2008 年第 8 期。

［80］徐向峰、庞豪：《农村基层医疗卫生服务存在的问题与对策》，载于《人民论坛》2015 年第 29 期。

［81］徐振斌：《"十二五"时期我国基本医疗服务均等化目标与对策研究》，载于《中国经贸导刊》2012 年第 20 期。

［82］亚瑟·塞斯尔·庇古，何玉长、丁晓钦译：《福利经济学》，上海财经大学出版社 2009 年版。

［83］阎宇、孙德超：《西方发达国家医疗卫生服务均等化路径选择的经验及启示》，载于《河南师范大学学报（哲学社会科学版）》2015 年第 6 期。

［84］杨敬宇、张维：《关于基本医疗卫生服务均等化的思考》，载于《医学与哲学（人文社会医学版）》2010 年第 6 期。

［85］杨宜勇、刘永涛：《我国省际公共卫生与基本医疗卫生服务均等化问题研究》，载于《经济与管理研究》2008 年第 5 期。

［86］杨永梅：《我国基本医疗卫生服务均等化问题研究》，载于《哈尔滨商业大学学报（社会科学版）》2009 年第 2 期。

［87］叶冬青、何义林：《新型农村合作医疗制度公平性问题研究综述》，载于《经济纵横》2008 年第 8 期。

［88］叶方同：《我国新型农村医疗体系研究综述与展望》，载于《经济学动态》2010 年第 1 期。

［89］叶俊：《城镇化建设对省域基本医疗卫生服务均等化的影响》，载于《中南财经政法大学学报》2016 年第 1 期。

［90］应晓华：《改善卫生服务的公平性：任重而道远》，载于《中国卫生资源》2013 年第 3 期。

［91］尤华、赵广川、顾海：《中国农村居民医疗卫生负担差距研究》，载于《现代经济探讨》2016 年第 12 期。

［92］于树一：《公共服务均等化的理论基础探析》，载于《财政研究》2007 年第 7 期。

［93］ 俞威、云淑林：《基于泰尔指数模型的浙江省医疗卫生服务均等化研究》，载于《中国集体经济》2016 年第 9 期。

［94］ 袁涛、仇雨临：《从形式公平到实质公平：居民医保城乡统筹驱动路径反思》，载于《社会保障研究》2016 年第 1 期。

［95］ 约瑟夫・E. 斯蒂格利茨：《公共部门经济学》，中国人民大学出版 2005 年版。

［96］ 张冬梅、温新延：《新型城镇化背景下提升农村医疗卫生服务策略研究》，载于《发展研究》2016 年第 6 期。

［97］ 张丽琴、王勤、唐鸣：《医疗卫生服务的差异分析与均等化对策》，载于《社会主义研究》2007 年第 6 期。

［98］ 张奇林：《美国医疗保障制度评估》，载于《美国研究》2005 年第 1 期。

［99］ 张奇林：《美国关于医疗卫生费用的理论研究与政策争论》，载于《武汉大学学报（哲学社会科学版)》2007 年第 4 期。

［100］ 张琼：《健康与经济增长的跨国研究》，载于《中国人口・资源与环境》2012 年第 4 期。

［101］ 张群：《美国的医疗保险制度现状及引发的思考》，载于《中国卫生经济》2007 年第 6 期。

［102］ 张彦琦、唐贵立、王文昌等著：《基尼系数和泰尔指数在卫生资源配置公平性研究中的应用》，载于《中国卫生统计》2008 年第 3 期。

［103］ 张永梅、李放：《城乡基本医疗卫生服务均等化的综合评价——基于两次国家卫生服务调查数据》，载于《贵州社会科学》2010 年第 5 期。

［104］ 郑建中、孙焱：《山西省新型农村合作医疗试点县农村疾病经济风险初步研究》，载于《中国卫生事业管理》2006 年第 4 期。

［105］ 周绿林：《卫生经济与政策分析》，东南大学出版社 2004 年版。

［106］ 朱必祥：《人力资本理论与方法》，中国经济出版社 2005 年版。

［107］ 朱德云、董迎迎：《财政支出结构对城乡居民收入差距影响的效应分析》，载于《经济与管理评论》2015 年第 3 期。

［108］ 朱莉华、曹乾、王健：《居民健康与卫生保健及医疗卫生服务的可及性关系——基于 CHNS2006 年数据的实证研究》，载于《经济研究导刊》2009 年第 13 期。

［109］邹文杰、蔡鹏鸿：《公共卫生支出、人口聚集与医疗卫生服务均等化》，载于《上海财经大学学报》2015 年第 3 期。

［110］邹文杰：《医疗卫生服务均等化的减贫效应及门槛特征——基于空间异质性的分析》，载于《经济学家》2014 年第 8 期。

［111］Akua Abeney and Kam Yu. Measuring the Efficiency of the Canadian, *Health Care System* ［J］, 2015.

［112］Amitabh Chandra, Amy Finkelstein, Adam Sacarny, etc. Health Care Exceptionalism? Performance and Allocation in the US Health Care Sector ［J］. *American Economic Review* 2016, 106 (8): 2110 – 2144.

［113］Anita L Stewart and Anna M. Napoles – Springer, Advancing Health Disparities Research: Can We Afford to Ignore Measurement Issues? ［J］. *Medical Care*, (41) 11: pp. 1207 – 1220.

［114］Anwar Shah. A Framework for Evaluating Alternate Institutional Arrangements for Fiscal Equalization Transfers ［J］. *World Bank Policy Research Working Paper* 3785, 2005.

［115］Bienstock, Julia. Administrative Oversight of State Medicaid Payment Policies: Giving Teeth to the Equal Access Provision. ［J］. *Fordham Urban Law Journal.* 2012, (39) Issue 3: pp. 805 – 848.

［116］Bochkareva, V K. Health – Care Reform and Ensuring Equal Access to Free Medical Services ［J］. *Problems of Economic Transition*, 2013, 55 (12): 12 – 31.

［117］Chatty D, Mansour N, Yassin N. Bedouin in Lebanon: Social discrimination, political exclusion, and compromised health care. *Social Science & Medicine* (1982) ［J］. ISSN: 1873 – 5347, 2013, (82): 43 – 50.

［118］Chu, David I, Moreira, Daniel M, Gerber, Leah, Presti, Joseph C, Aronson, William J, Terris, Martha K, Kane, Christopher J, Amling, Christopher L, Freedland, Stephen J Cancer (0008543X). Effect of race and socioeconomic status on surgical margins and biochemical outcomes in an equal-access health care setting. ［J］. 2012, (118) *Issue* 20: pp. 4999 – 5007.

［119］Cristine Palaga. From informal exchanges to dual pratices, the shadows of the Romanian health care reform ［J］. *Studia UBB Sociologia*, 60

（LX），2015，（01）：103－122.

［120］David Litaker and Randall D Cebul. Managed Care Penetration, Insurance Status, and Access to Health Care. ［J］. *Medical Care*, （41）9: pp. 1086－1095.

［121］Den Exter, Andre. Health System Reforms in The Netherlands: From Public to Private and its Effects on Equal Access to Health Care ［J］. *European Journal of Health Law*, 2010, 17（03）：223－233.

［122］Devoe J E, Baez A, Angier H, Krois L, Edlund C. *Carney PA, Insurance + access not equal to health care: typology of barriers to health care access for low-income families.* ［M］Annals of Family Medicine ［Ann Fam Med］, ISSN: 1544－1717, 2007, （5 ）6: pp. 511－8.

［123］*Dominique van de Walle, Assessing the Welfare Impacts of Public Spending* ［N］, Policy Research Working Paper . No. 1670, 1996.

［124］Douglas L Kriner, Andrew Reeves. Responsive Partisanship: Public Support for the Clinton and Obama Health Care Plans, *Journal of Health Politics, Policy and Law*, 2014, 39（04）.

［125］Drum C E, Horner－Johnson W, Walsh E S. Construction and validation of the Outpatient Health Care Usability Profile（OHCUP）［J］. *Disability And Health Journal.* ISSN: 1936－6574, 2012, 5（4）.

［126］Frédéric Gilbert, Jean－Louis Denis, Lise Lamothe. Marie－Dominique Beaulieu; Danielle D'amour; Johanne Goudreau; Reforming primary healthcare: from public policy to organizational change ［J］. *Journal of Health Organization and Management*, 2015.

［127］Jiali Dai. An Experimental Research on the Equalization of Basic Public Services in Huizhou City ［J］. *Open Journal of Social Sciences*, 2016, 4（04）.

［128］Joseph W, Thompson, J, Craig Wilson, etc. Arkansas's Novel Approach to Expanding Health Care Coverage ［J］. *Journal of Health Politics, Policy and Law*, 2014, 39（6）：1277－1288.

［129］Kenneth J Arrow. Uncertainty and the Welfare, Economics of Medical Care, The American Economic Review, 1963, （Ⅲ）.

［130］L Stewart and Anna M. Napoles－Springer, Advancing Health

Disparities Research: Can We Afford to Ignore Measurement Issues? [J].
Medical Care, (41), 11: pp. 1207 – 1220.

[131] Le Grand, J. Fiscal Equity and Central Government Grants to
Local Authorities [J]. *Economic Journal* 1975, (85): 531 – 547.

[132] Lisa S. Meredith and Nell Griffith – Forge, The Road to Elimina-
ting Disparities in Health Care [J]. *Medical Care*, (40) 9: pp. 729 – 731.

[133] Maria – Florencia Hutter, Roberto Rodríguez-Ibeas, Fernando
Antonanzas. Methodological reviews of economic evaluations in health care:
what do they target? [J]. *Eur J Health Econ*, 2014, (15): 829 – 840.

[134] Masahiro Nozaki, Kenichiro Kashiwase, Ikuo Saito. Health
spending in Japan: Macro-fiscal implications and reform Options [J]. *The
Journal of the Economics of Ageing*, *Elsevier*, 2016.

[135] Panagiotis Mitropoulos, Konstantinos Vasileiou, Ioannis Mitro-
poulo. Understanding quality and satisfaction in public hospital services: A
nationwide inpatient survey in Greece [J], *Elsevier*, 2016.

[136] Paulsen M S, Andersen M, Munck A P, Larsen P V, Hansen
D G, Jacobsen I A, Larsen M L, Christensen B. Socio-economic status influ-
ences blood pressure control despite equal access to care, Sondergaard [J].
Family Practice. 2012, 29 (5): 503 – 510.

[137] Peter J Hammer. Arrow's Analysis of Social Institutions: Ente-
ring the Marketplace with Giving Hand, Journal of Health Politics. [J]. *Poli-
cy and Law*, 2001, (26) 5.

[138] Powell, Martin; Exworthy, Mark. Equal Access to Health Care
and the British National Health Service. [J]. *Policy Studies.* 2003, (24) Issue
1: P. 51.

[139] Rogers S O Jr. Equal access to health care does not eliminate dis-
parities in the management of adults with appendicitis. [J]. *The Journal of
Surgical Research* [*J Surg Res*], ISSN: 1095 – 8673, 2012, 173 (1):
pp. 49 – 50.

[140] Ronald M Anderson. Revisiting the Behavioral Model and Access
to Medical Care: Does it Matter? [J]. *Journal of Health and Socia Behavior*,
(36): pp. 1 – 10.

［141］Rosella Levaggi, Francesco Menoncin. Health care expenditure decisions in the presence of devolution and equalisation grants, ［J］. *Int J Health Care Finance Econ.*, 2014, （14）: 355 – 368.

［142］Ross Millar, Weiyan Jian, Russell Mannion, Robin Miller. Healthcare reform in China: making sense of a policy experiment? ［J］. *Journal of Health Organization and Management*, 2016.

［143］Takahiro A. Decomposing Regional Income Inequality in China and Indonesia Using Two-stage nested Theil Decomposition Method. ［J］. *Ann Reg Sci*, 2003, 37: 55 – 77.

［144］Theil, Henri. Econonomics and Information Theory ［J］, *Amsterdam, North Holland.* 1967.

［145］Uwe E Reinhardt. Can Efficiency in Health Care Be Left to the Market? ［J］. *Journal of Health Politics, Policy and Law*, 2001, （26）.

［146］Vallier – Kaplan Mary. Insurance Doesnt Equal Health Care Access. ［J］. *Business NH Magazine*, 2009, 26 （09）: pp. 34 – 35.

［147］Von Wallfeld A W. Has "equal access to health care" disappeared, or what has become of it? ［J］. *Ugeskrift For Laeger ［Ugeskr Laeger］*, ISSN: 1603 – 6824, 2009, 171 （4）: P. 255.